PLANTAS
CON PODERES
MÁGICOS

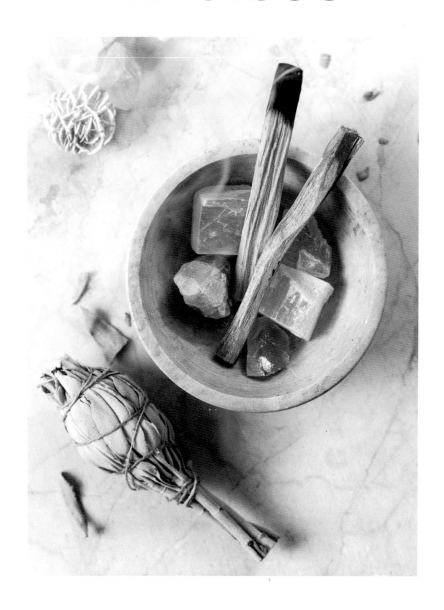

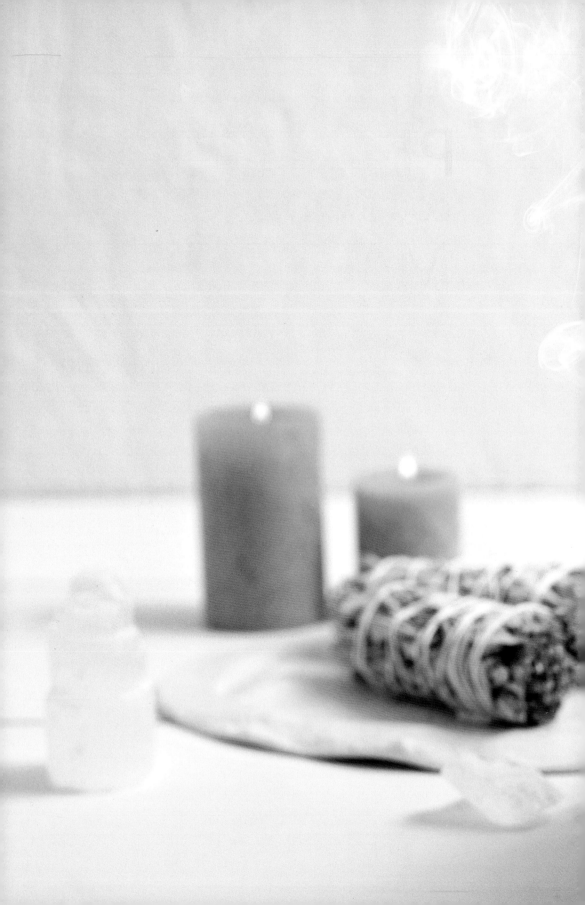

PLANTAS
CON PODERES
MÁGICOS

Gemma Mateos

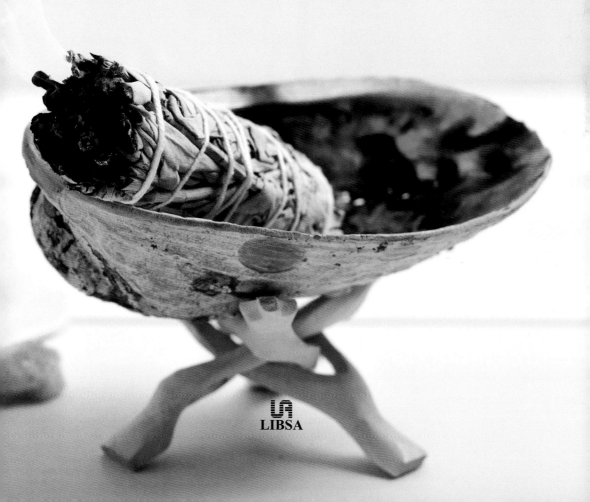

LIBSA

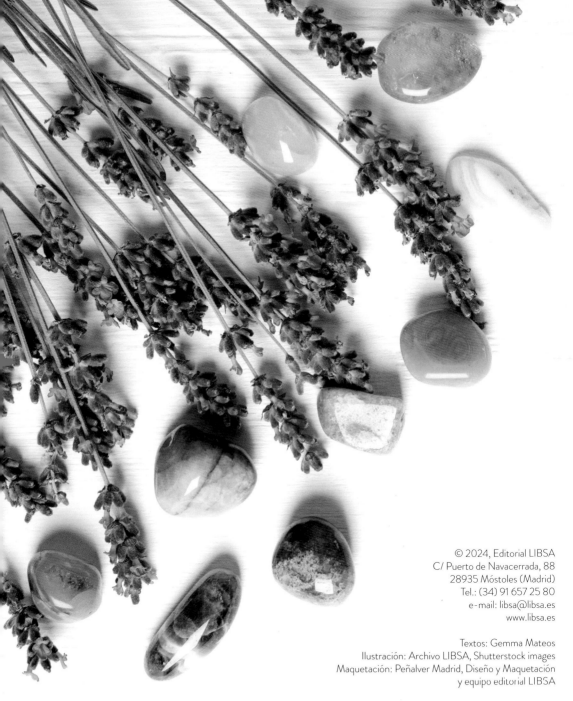

© 2024, Editorial LIBSA
C/ Puerto de Navacerrada, 88
28935 Móstoles (Madrid)
Tel.: (34) 91 657 25 80
e-mail: libsa@libsa.es
www.libsa.es

Textos: Gemma Mateos
Ilustración: Archivo LIBSA, Shutterstock images
Maquetación: Peñalver Madrid, Diseño y Maquetación
y equipo editorial LIBSA

ISBN: 978-84-662-4255-4

DL: M 26506-2023

CONTENIDO

PLANTAS MÁGICAS
Y SIMBOLISMO

Las plantas han formado parte de la vida del hombre desde el principio de los tiempos e, indudablemente, la vegetación es la mayor manifestación de la vida, la fertilidad y la abundancia de la tierra, por lo que sus ciclos también han servido para mostrar procesos de muerte y resurrección.

Desde la Prehistoria, la voluntad de los hombres por influir en ella, de ganarse su bondad y sus recursos, se ha manifestado a través de innumerables ritos, con formas muy diversas, pero que casi siempre culminan en torno a las grandes fechas que marcan los solsticios. Además, la asimilación de lo vegetal a lo humano ha conducido a la identificación de su esencia con divinidades femeninas (como las griegas Hera y Deméter).

Por otro lado, plantas como la rosa de Jericó se han utilizado por sus poderes mágicos, incluso para predecir el clima y calmar la sed de Jesús en el desierto. Ya en el siglo XIII un caballero de la región de Occitania, a su regreso de las Cruzadas, utilizó esta planta para curar a su hijo, que había contraído lepra. Cuenta la leyenda que se curó tras lavarse con la mezcla de agua bendita y rosa de Jericó.

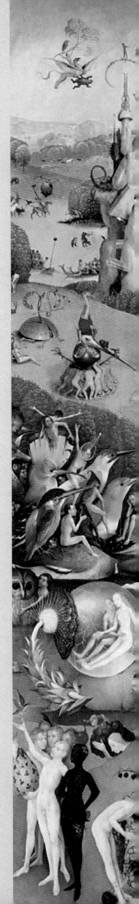

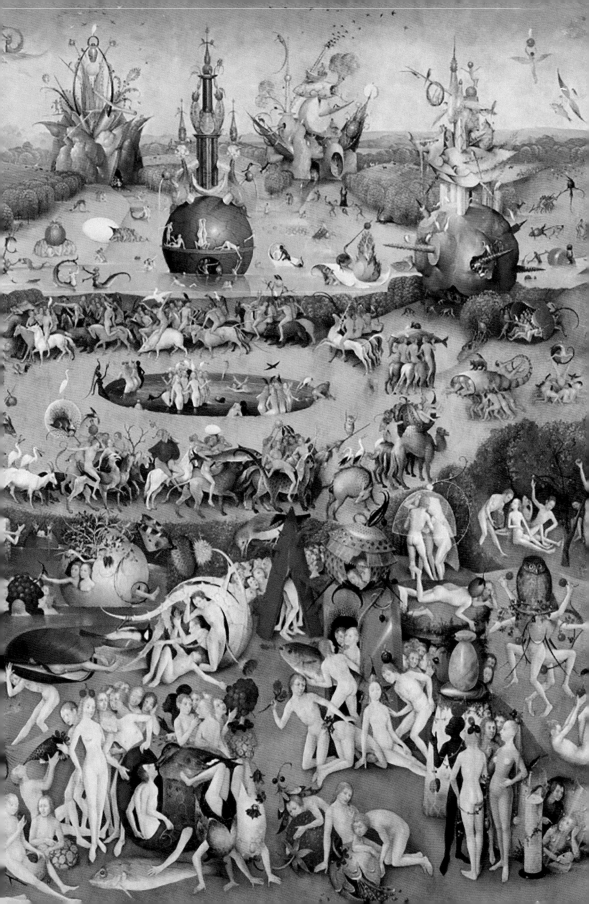

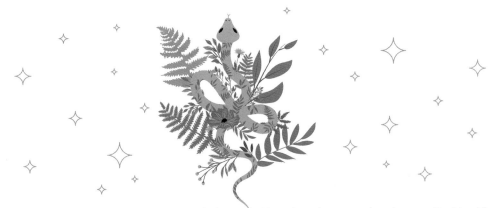

Las plantas son seres vivos y simbolizan emociones, acciones y estados de ánimo. Detrás de cada una hay historias y creencias, e incluso significados ocultos. Las diferentes religiones y culturas de los pueblos han dado a las plantas distintos significados, otorgándolas de simbolismo. De hecho, algunas de ellas se consideran sagradas por sus poderes espirituales. En Oriente, el budismo antiguo y el hinduismo les atribuyen un karma, igual que a las personas. En Occidente, el cristianismo considera el lirio y las rosas, símbolos que representan a la Virgen María. Desde la creación del universo, las plantas y la naturaleza han estado en todas las representaciones del ser humano, porque han sido parte fundamental de su existencia.

El historiador británico, Simon Schama defiende la tesis de que los símbolos protegían al hombre de su miedo a lo inexplicable. El símbolo sexual de las plantas no puede limitarse a la representación binaria femenina/masculina, sino que marca las vías de acceso a lo sagrado. En la cultura medieval, las plantas se convirtieron en simbólicas por sus efectos positivos o negativos. A partir de entonces, esa tradición ha perdurado hasta nuestros días.

De hecho, a lo largo de la historia de la humanidad, los rituales siempre han estado vinculados a las plantas. Cuando los primeros pueblos primitivos descubrieron que algunas tenían «propiedades mágicas» las utilizaron para invocar a los espíritus con el fin de que estos les ayudaran a combatir las adversidades o a encarrilar determinadas circunstancias de la comunidad. Los llamados chamanes, magos, brujos o curanderos utilizaban

«Una de las plantas más famosas de la Antigüedad es la *Hypericum perforatum*, esto es, la hierba de san Juan. En la antigua Grecia adquirió tanta popularidad debido a sus poderes curativos que Plinio la citó en sus textos. En la Edad Media, sin embargo, se la conocía con el nombre de corona regia por la forma de su flor. Debido a su tallo y su savia de color anaranjado rojizo se decía que simbolizaba la sangre de san Juan y su martirio. Y esa simbolización estaba cargada de tanto poder que, según cuenta la leyenda, era capaz de expulsar los demonios de los hombres, lo que le valió el sobrenombre de *fuga daemonum*».

En las sociedades primitivas, las plantas ya se utilizaban para ahuyentar los malos espíritus, proteger los hogares de las epidemias o como anestésico para paliar el dolor.

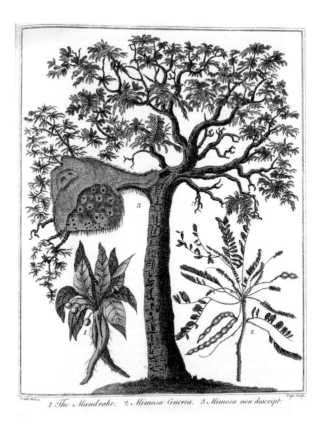

1 The Mandrake. 2 Mimosa Cinerea. 3 Mimosa non descript.

esas «plantas con poderes» para diversos fines: invocar la lluvia y acabar con las sequias, paliar el dolor, mitigar el cansancio o combatir las desazones como las penas o el mal de amores; pero también ingerían sus raíces, convirtiéndose así en los mediadores entre el mundo físico y espiritual.

Las mujeres, que estaban estrechamente unidas a la naturaleza, sabían mediante hechizos y rituales cómo aprovechar la magia de las plantas para obtener sus propios fines. En sus hogares colgaban paquetitos de hinojo y ponían ramitas de lavanda debajo de la almohada, unas costumbres que han perdurado hasta la actualidad. Eso nos indica que el poder de las plantas es ancestral. Por su poder revitalizante, curativo y protector, muchas de ellas actúan como intercesoras entre lo terrenal y lo divino.

Los monasterios medievales preservaron la tradición de las plantas

Si bien en las grandes regiones orientadas al comercio como Grecia y Roma, la tradición de las plantas mágicas tuvo una enorme influencia en viajantes, comerciantes e incluso reyes, no fue hasta la Edad Media cuando el interés por las pócimas y los encantamientos alcanzaría su máximo esplendor.

En los monasterios, los grandes focos de la cultura en el medievo, era donde se escribían y transcribían los manuscritos y, por lo tanto, donde se conservaban y se preservaban las tradiciones. La transcripción de manuscritos condujo a la aparición de una medicina, llamada monástica, que se caracterizaba por las recopilaciones de textos que hacían referencia a las virtudes y propiedades medicinales de las plantas. Figuras tan relevantes como el monje Casiodoro y san Agustín de Hipona empleaban las plantas como compañeras espirituales. Casiodoro, que en el siglo VI fundó el monasterio de Vivarium, cerca de Squillace, en Calabria, creó un plan de estudio a base de hierbas. Se sabe que la hierba de Salomón formaba parte del rito que practicaba san Agustín para exorcizar el mal. San Agustín fue uno de los personajes que contribuyó a preservar la tradición de la magia natural de las plantas. En ese sentido, el decreto de Carlomagno, el célebre capitular *De villis*, de finales del siglo VIII —que contiene la lista de un centenar de plantas, arbustos y hierbas que ordenó que fueran cultivados en los jardines reales— contribuyó en gran medida a impulsar el desarrollo de la medicina popular.

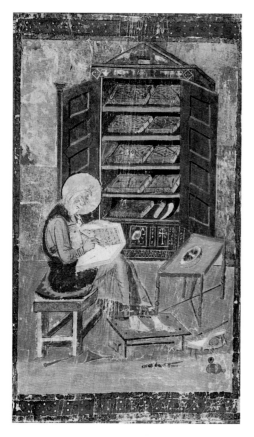

El monje Casiodoro en la Biblioteca del monasterio Vivarium (*Codex Amiatinus,* siglo VIII).

En el siglo XIII, cabe destacar el manuscrito *Lacnunga* (Remedios), un importante compendio de textos médicos, conjuros y encantamientos de la magia popular europea. Incluye textos de las tradiciones anglosajonas, célticas y nórdicas que ayudaron a comprender y documentar importantes métodos de curación. En él, se describen también aquellas flores y plantas que se precisaban para elaborar los hechizos en distintos rituales.

Pócimas, encantamientos y brebajes

A lo largo de toda la Edad Media las plantas se utilizaron para elaborar perfumes, ungüentos, pócimas o brebajes. Las hechiceras las empleaban para preparar filtros amorosos, fomentar la fecundidad, adivinar el futuro, curar o atraer la suerte, pero también para hacer el mal, ejecutar venganzas, e incluso para matar a los enemigos. Y no solo eso, las plantas con propiedades psicoactivas se usaban en los aquelarres. Las brujas elaboraban con ellas los llamados «unguentum pharalis» o «unguentum populis» con los que se embadurnaban el cuerpo, y no tardaban en provocarles alucinaciones y una sensación etérea, de liviandad, como si volaran; de hecho, se dice que las brujas volaban porque untaban su palo con aceite de estramonio, de belladona o de mandrágora. Estas prácticas estaban condenadas por la Inquisición, y fueron el motivo por el que muchas brujas fueron perseguidas, encarceladas y quemadas en la hoguera, por miedo a que fuesen demoníacas.

El llamado «vuelo mágico» o «vuelo del mal» de las brujas, que, con la ayuda de ciertos ungüentos, podían volar a través de la oscuridad para reunirse con el demonio, era una creencia muy arraigada en la Edad Media y el Renacimiento.

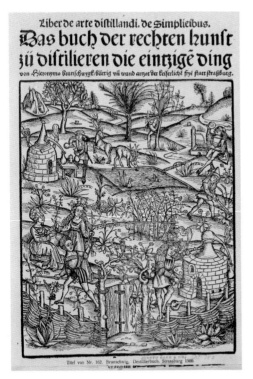

Liber de arte diſtillandi. de Simplieibus.

Das buch der rechten kunſt zů diſtilieren die eintzigē ding

von Hieronymo Brunſchwygk/ßürtig vñ wund artzot der keiſerlichē frÿē ſtatt ſtraßburg.

Titel von Nr. 162. Brunschwig, Destillierbuch. Strassburg 1500.

Portada del tratado medieval tardío sobre la destilación de remedios simples, del cirujano Hieronymus Brunschwing.

El simbolismo en la pintura

A lo largo de los siglos, las plantas han sido un constante motivo pictórico, no solo por su colorido, sino también por el simbolismo que encarnan, o bien como un medio para expresar la belleza espiritual o la beatífica inocencia. Los primitivos flamencos rinden culto a la Virgen, como *La Virgen con el Niño entronizada* de Rogier van der Weyden (c. 1433) o *La Virgen del rosal* de Stefan Lochner, pinturas en los que la rosa simboliza la pureza, de ahí que se convierta en un símbolo mariano y aparezca en pinturas que representan el Nacimiento o la Adoración. Las flores y las plantas adquieren un carácter trascendental, razón por la que forman parte de la iconografía cristiana.

La naturaleza siempre ha sido fuente de inspiración de pintores y artistas. Leonardo fue uno de los primeros pintores renacentistas en interesarse por las flores y las plantas, y dibujó muchas. También el pintor alemán Durero incorporó plantas y animales a su obra. Ambos artistas fueron los precursores de lo que se convertiría más tarde en un género pictórico: los bodegones o las naturalezas muertas en el siglo XVII, donde no suelen faltar flores y plantas.

Los pintores románticos, concretamente los llamados prerrafaelitas, como William Holman, John Everett Millais o Dante Gabriel Rossetti entre otros, estaban estrechamente vinculados a la naturaleza, por ello en sus cuadros no faltan las flores ni las plantas, aunque estas ya no simbolizan la pureza ni encarnan la inocencia como en épocas anteriores, sino la sensualidad, la fatalidad o incluso la maldad, como el cuadro de

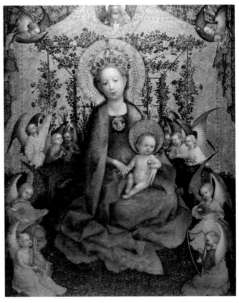

La Virgen del rosal, de Stefan Lochner, c. 1450. Museo Wallraf-Richartz, Colonia. La rosa es un símbolo mariano. El rosal, detrás de la figura, representa la virginidad de María.

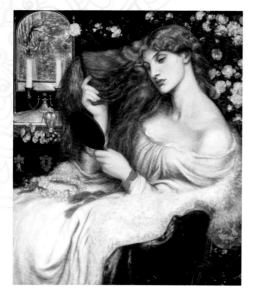

Lilith, de Dante Gabriel Rossetti (1867). Museo Metropolitano de Nueva York.

Lady Lilith de Rossetti. Lilith —en la literatura judaica la primera esposa de Adán— es una mujer sensual y seductora, que se asocia con la tentación, el poder y la maldad. Está considerada la mujer fatal por excelencia. En el cuadro podemos apreciar que toda la habitación, donde Lilith yace sentada, está rodeada de flores. La amapola, que aparece en la parte inferior derecha del cuadro, simboliza la flor del sueño inducido por el opio, y las dedaleras que están junto al espejo indican la desdicha.

Los impresionistas, los maestros de la luz, también dedicaron su tiempo a pintar flores y plantas. Y en el siglo XX, la pintora Giorgia O´Keeffe, considerada la «madre del modernismo estadounidense», es conocida internacionalmente por sus cuadros de flores. Su relación con el mundo vegetal era muy estrecha. Para ella, las flores eran símbolos de fertilidad y de vida. Y representaban, además, los ciclos de la naturaleza: la vida, la muerte y

renacer de nuevo. La inmanencia, la trascendencia y el eterno retorno.

Los símbolos y poderes de las plantas en la actualidad

Las plantas han sido y son un recurso de vital importancia para el ser humano. Desde la Antigüedad en que se utilizaban como cobijo, comida, y también por sus poderes curativos, medicinales y mágicos hasta nuestros tiempos actuales no han cambiado tanto las cosas. Las propiedades de las plantas siguen curando y sus significados siguen hablándonos de lo que encarnan. De símbolos y poderes de las plantas hablaremos en este libro, y también de las historias y leyendas que giran en torno a ellas. Y en esta primera parte en concreto veremos cuáles son las plantas más idóneas para proteger nuestras casas, cuáles se emplean para invocar el amor o para superar las penas, y, cómo no, también hablaremos de las plantas para atraer la buena suerte.

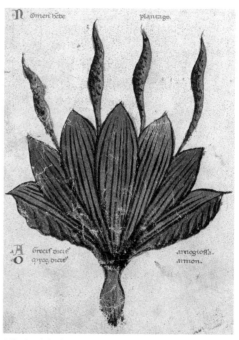

Dibujo del plantago, de autor desconocido. Siglo XIII.

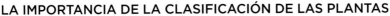

LA IMPORTANCIA DE LA CLASIFICACIÓN DE LAS PLANTAS

En el 335 a. C., el griego Teofrasto fue el primer botánico que clasificó las plantas y sus propiedades con dos excelentes tratados: *Historia de las plantas*, en nueve libros, y *Sobre las causas de las plantas*, en seis libros. Ambas obras constituyen la contribución más importante a la ciencia botánica desde la Antigüedad hasta el Renacimiento.

No obstante, fue en la Inglaterra de finales del siglo XVI, cuando John Gerard publicó una lista de plantas exóticas, de las que había cultivado más de 1000 especies en su jardín de Holborn, y que, en la actualidad, se halla en el Museo Británico de Londres. Además, escribió *The Herball*, una obra ilustrada con interesantes descripciones botánicas. Un siglo más tarde, Nicholas Culpeper, herborista y astrólogo inglés, publicó *The English Physician* (1652) y *The Complete Herbal* (1653), dos libros de especial relevancia sobre las plantas medicinales y la astrología médica. Culpeper vivió siempre en contacto con la naturaleza, y se dedicó a clasificar numerosas plantas medicinales. Con ellas, elaboró tratamientos curativos, lo que le valió el recelo de los médicos, que lo acusaron de impostor; incluso intentaron apresarlo por brujería. El trabajo de catalogación de cientos de plantas por parte de Culpeper ha sido fundamental en el desarrollo de los productos farmacéuticos modernos, la mayoría de los cuales tiene su origen en las plantas medicinales y la farmacopea.

Tanto las obras de Teofrasto como, más tarde, las de Gerard y Culpeper son de enorme interés científico, pero el interés de las plantas nunca quedó circunscrito solo al ámbito científico sino que trascendió también a otros, como, por ejemplo, el artístico, y más concretamente a la pintura, donde las flores adquieren distintos simbolismos según las épocas.

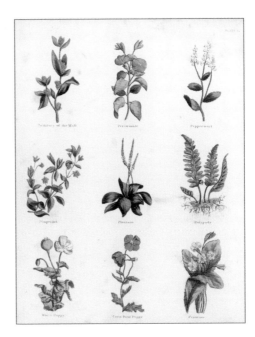

Algunos dibujos de plantas en *The Complete Herbal* (1653) de Nicholas Culpeper.

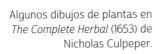
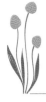

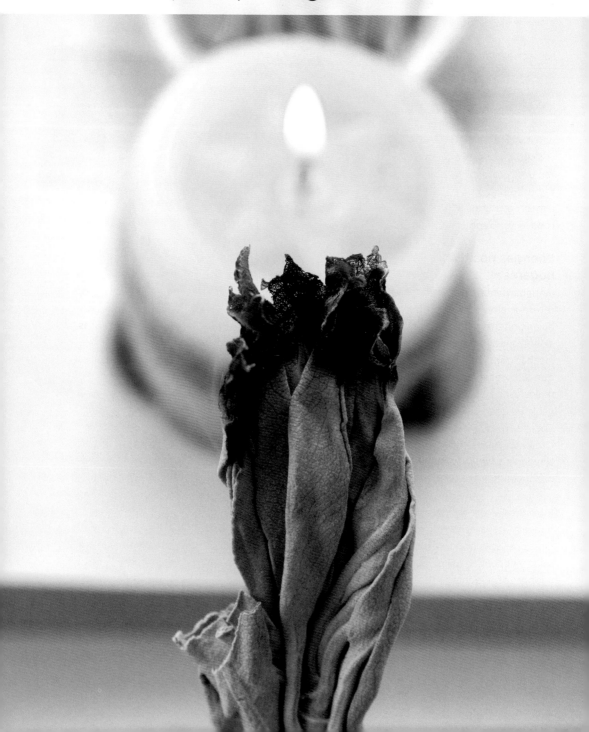

PLANTAS
para proteger la casa

Los primeros pueblos primitivos ya utilizaban las plantas para proteger sus hogares. Las plantas son la esencia de la Madre Naturaleza y llevan la energía natural dentro de ellas, y el ser humano ha estado utilizando esta energía desde la Antigüedad.

La llamada «magia de protección» no impide que nos sucedan cosas malas ni que nos enfrentemos a dificultades, pero puede protegernos de ello, porque guía las energías positivas hacia nuestro entorno y desplaza las negativas fuera de nuestro hogar. Numerosos son los rituales y talismanes que se utilizan para proteger los hogares, y no debemos temerlos ni tampoco pensar que cuando dejamos de usarlos todo nos va a ir mal, sino todo lo contrario.

Energías positivas en nuestros hogares

Antiguamente, a muchas de las plantas que referenciamos en este apartado se les atribuían poderes mágicos y, por ello, se las consideraba «sagradas», razón por la que se empleaban para proteger las casas, creyendo así que las preservaban de las epidemias o los malos espíritus. Cierto o no, lo que es innegable es que las plantas aportan al ambiente energías puras y benéficas, simbolizan el crecimiento, la vida y la abundancia, nos permiten curar o mitigar desequilibrios, y optimizan el flujo energético de nuestro hogar.

Introducir la energía positiva de las plantas en nuestros hogares solo nos reportará beneficios, porque gracias a ellas mejorará nuestra salud y dependerá de que seamos más felices y longevos. Debemos tener en cuenta que, además de aportar viveza y color, las plantas para proteger la casa oxigenan el ambiente y nos proporcionan un aire más puro. No obstante, para canalizar adecuadamente esta energía, es preciso colocar la planta en el lugar que le corresponde, y para ello hay que tener en cuenta factores como la orientación, el espacio, la luz, la ventilación y el tipo de planta en cuestión.

La purificación del aire

El interiorismo ha dejado patente que la decoración del hogar es un proceso multisensorial que va más allá de involucrar los sentidos de la vista y el tacto, también el olfato es importante, ya que el olor de cualquier espacio puede ejercer un impacto tan positivo como negativo en la ambientación de nuestra vivienda. Y no solo eso. Además de generar oxígeno y absorber dióxido de carbono, las plantas reducen la concentración de esporas de moho y bacterias que hay en el aire gracias a sus sustancias fitoquímicas. Las plantas de interior purifican el aire, absorben gases contaminantes, regulan la humedad y la temperatura ambientales, atenúan el ruido, retienen el polvo y tienen un efecto armónico en las personas. De hecho, las plantas pueden propiciar la buena convivencia entre los miembros y visitantes de la casa.

Una falsa creencia

Hace ya más de un siglo, en el ámbito científico, se dijo que no era conveniente tener plantas en el dormitorio. Dicha afirmación se generalizó hasta tal punto que prevalece aún en el inconsciente colectivo de la sociedad actual. Pero, en realidad, tener plantas en el dormitorio, así como en el resto de la vivienda, no solo es aconsejable para el ambiente sino también para nuestra salud, ya que, tal como se ha demostrado, favorece el descanso. La humedad que generan las plantas oxigenará nuestras vías respiratorias y nos protegerá de sinusitis y otros malestares relacionados con la sequedad del ambiente.

Las plantas, un antídoto contra las energías negativas

Las plantas protectoras del hogar, como la caléndula, la rosa de Jericó, la drácena o el enebro entre otras, ahuyentan la negatividad y el mal de ojo, tanto del hogar como de nuestras vidas, pues combaten cualquier energía negativa. Por ello, la purificación de la casa es fundamental para alcanzar el bienestar, ya que, «saneándola», eliminaremos todo aquello que nos hace sentir mal, a la vez que intensificaremos nuestro contacto con la naturaleza.

Las plantas altas, como la drácena, tienen el poder de absorber más aire limpio que las más bajitas, por lo tanto, debemos ponerlas en puntos estratégicos de la casa para que vayan regenerando el aire que respiramos durante todo el día. Los aceites esenciales tienen el poder de desinfectar y purificar el aire, de tal manera que colocando unos difusores o esparciendo algunas gotas de estos aceites obtendremos grandes resultados. Recomendamos también el uso de inciensos, porque tienen el poder de repeler espíritus malignos y llenar el aire de energía. Nuestro hogar está destinado a ser un espacio de relajación y descanso, porque es donde debemos sentirnos seguros y en paz.

Las energías negativas adquieren distintos significados, pero podemos decir que son todas las influencias nocivas que nos rodean. Malos pensamientos de uno mismo o de los demás, negatividad diaria, discusiones, emociones negativas como la ira, la envidia, las contradicciones o los miedos que se quedan enraizados en el ambiente. Las cargas de energía nociva están relacionadas con entidades negativas o espíritus malignos. Para erradicar esa negatividad, el hogar debe llenarse de energía positiva y permitir que esta

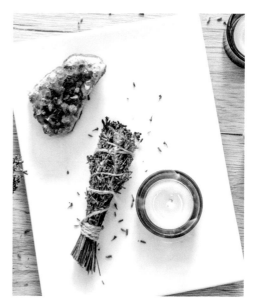

La vela es una buena aliada de las plantas para limpiar el hogar de malas energías.

fluya libremente, sin tropiezos, como aconseja el Feng Shui. Cuando las energías negativas se asientan, los movimientos ya no son tan fluidos o ligeros, hay un peso, una carga que acaba incidiendo en nuestro estado de ánimo. Por lo tanto, las consecuencias a largo plazo pueden ser más o menos graves. En los casos más difíciles, pueden hacer que nos hundamos en un estado depresivo, de tristeza y dolor físico. Cuando las emociones no fluyen, el cuerpo se resiente y se manifiesta. Por lo tanto, es fundamental purificar la energía ambiental a través de limpiezas energéticas al menos una vez al mes.

No debemos olvidar que las plantas atraen la energía del Sol y la llevan a nuestros hogares, del que obtienen su alimento y su fuerza para crecer y desarrollarse. Los malos espíritus se alimentan de las tinieblas, el extremo opuesto. Acorde a este principio, cualquier planta ya es, de por sí, un diamante en bruto. Aprender a conocer sus propiedades y poderes «mágicos», es todo un reto.

El Feng Shui y el hogar

En China, el Feng Shui, el antiguo sistema filosófico de origen taoísta, basado en la ocupación armónica del espacio, nos invita a colocar algunas plantas en espacios determinados de la casa para reducir las malas influencias y fomentar la protección y la positividad. El Feng Shui siempre ha otorgado un lugar fundamental a las plantas y las flores, por considerarlas símbolos de crecimiento, abundancia y prosperidad. Si bien, en un principio, todas las plantas son buenas, su uso y ubicación deben realizarse con una cierta armonía y no de cualquier modo y de forma indiscriminada, porque no todo vale. Un exceso de plantas colocadas de manera incorrecta, enfermas y mal cuidadas, irradiarán energía negativa, lo que es preciso evitar a toda costa. Del mismo modo, un ramo de flores recién cortado es un arma de doble filo, ya que, por un lado, puede ser muy bonito y, por otro, debido a su tendencia a marchitarse enseguida, generará una energía enrarecida que causará el efecto contrario al deseado. Por no hablar de las flores de plástico, absolutamente desaconsejables en un hogar, ya que no tienen ningún poder energético.

Según su forma, el color de sus hojas y su estructura, las plantas impactan de manera distinta en todos los ambientes del hogar. En este apartado hablaremos de cuáles son las mejores plantas para protegerlos, desde la albahaca, una planta muy adecuada para ahuyentar las malas vibraciones, el cactus, que proporciona fortaleza y ahuyenta a los enemigos, la milenrama que tiene el poder de exorcizar el mal, hasta el helecho, que infunde alegría al hogar o el romero que lo protege, limpia, y lo aleja, además, de las enfermedades. Todas ellas, con sus poderes determinados, resultan muy beneficiosas como protectores del hogar.

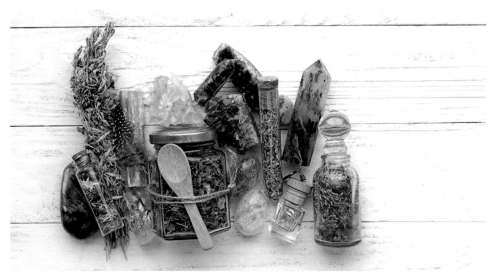

Algunos aceites esenciales a base de plantas, como el de albahaca, ejercen un fuerte poder de protección.

Achillea millefolium

MILENRAMA

Simbología: adivinación • **Elemento:** Agua • **Planeta:** Venus • **Signo del zodíaco:** Cáncer • **Poderes:** protección y exorcizar el mal

La milenrama es una planta perteneciente a la familia de las asteráceas (*Asteraceae*). Crece principalmente en Asia, América del Norte y en la zona mediterránea de Europa. Se caracteriza por unas pequeñas flores blancas que, a lo largo de los siglos, se han utilizado por sus propiedades medicinales. El famoso botánico sueco Carlos Linneo (1707-1778) bautizó esta planta con el nombre de *Achillea* en referencia al héroe mitológico griego Aquiles, el cual, en la guerra de Troya, usó esta planta para curar sus heridas y la de otros muchos soldados, gracias a sus propiedades cicatrizantes, de ahí que haya pasado a conocerse con el sobrenombre de la «hierba del soldado». La segunda parte del nombre científico, esto es, *millefolium* se refiere literalmente a su abundancia de hojas.

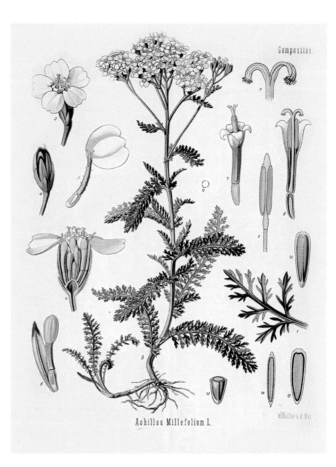

Lámina de la *Achillea millefolium*, del libro *Plantas Medicinales de Köhler*. Alemania, 1863-1914.

Poderes ancestrales

Por sus poderes mágicos y medicinales se cree que las hojas de milenrama las utilizaban ya los neandertales hace más de 50 000 años. La milenrama aparece en diversas culturas de todo el mundo. En China la utilizaban para adivinar la fortuna. Es una planta que nos protege como

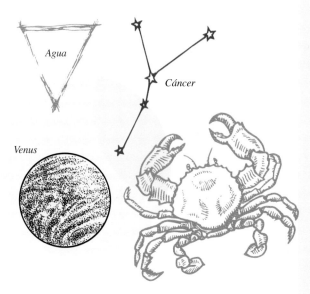

Agua

Cáncer

Venus

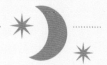

RITUALES CEREMONIALES

Los druidas esparcían sus flores en las entradas de las casas para protegerlas de los malos espíritus; también colgaban ramas de milenrama en los cabeceros de las camas de los recién casados con el fin de que su relación fuera duradera. Los indios americanos, en los largos inviernos con heladas de muchos grados bajo cero, solo entraban en calor cuando bebían el té preparado con hojas de milenrama. Y los ojibwe, un pueblo del sur de Canadá, fumaban milenrama con fines ceremoniales.

un talismán; de hecho, se la ha llamado el «amuleto de la Madre Naturaleza». Está considerada una excelente sanadora de heridas emocionales. Su esencia floral protege nuestra propia energía y crea un entorno saludable. Tiene el poder de alejar a las personas negativas de nuestro lado. Tradicionalmente, la milenrama se usaba para ahuyentar el «mal de ojo» y también se decía que era perfecta para atraer al sexo opuesto. Sus propiedades mágicas incluyen la curación, el equilibrio y la protección.

«Si dejamos secar hojas de milenrama al sol y luego las esparcimos por la casa ahuyentarán las energías negativas y nuestro hogar estará siempre protegido».

Dice la creencia que llevar una ramita de milenrama en la mano rebaja los miedos y aumenta el coraje de la persona que lo porta. También atrae el amor y a los amigos y a aquellas personas lejanas con las que se desea mantener una relación duradera en el tiempo. Además, una infusión con sus hojas aumenta los poderes mentales de quien la ingiere.

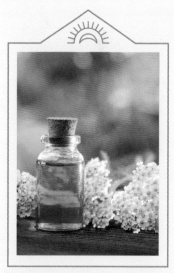

Su esencia se utiliza en esoterismo para limpiar y fortalecer el aura, por proporcionar una enorme protección en el campo de la energía personal.

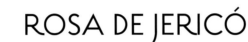

Anastatica hierochuntica

ROSA DE JERICÓ

Simbología: otorga poderes especiales • **Elemento:** Agua • **Cuerpo celeste:** Luna
• **Signo del zodíaco:** Acuario • **Poderes:** afrodisíaco

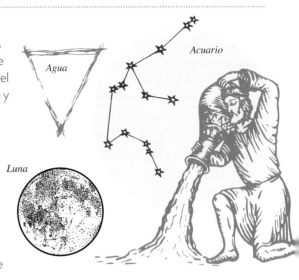

La rosa de Jericó pertenece a la familia de las bracicáceas. Es originaria de los desiertos de Arabia, del Sahara y de las inmediaciones del mar Rojo, pero también se halla en Palestina y Egipto. Sus ramas tienen la propiedad de contraerse con la sequedad. Pueden permanecer cerradas y secas durante años, pero basta aplicarles agua para que se abran y recobren toda su frescura y belleza. Cuando la planta está seca adquiere una forma esférica. Debido a ello, es fácil que el viento las levante y las arrastre grandes distancias a través de estepas y desiertos. Desde tiempos remotos la rosa de Jericó se utilizaba para predecir el clima.

Se dice que cuando Jesús se retiraba a orar al desierto, la rosa de Jericó, arrastrada por los vientos, se detenía a sus pies, y al abrirse por la humedad de la noche le daba a Jesús sus gotas de agua para que pudiera calmar su ardiente sed.

Poderes ancestrales

La rosa de Jericó está considerada una planta sacra. Chamanes y brujos la han empleado durante siglos por las propiedades mágicas que posee. Se dice que es capaz de absorber las energías negativas del lugar donde se encuentra y transformarlas en positivas. Se le atribuye el poder de proteger las casas. La rosa de Jericó debe su nombre a su «perpetuo renacimiento», como la ciudad bíblica de Jericó, que nunca dejó de renacer de sus cenizas. Cuando la humedad es insuficiente, se seca y parece muerta, pero si se le echa agua, la planta renace de nuevo.

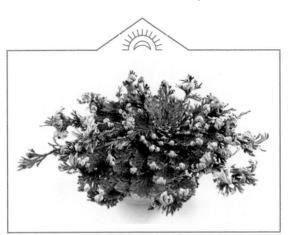

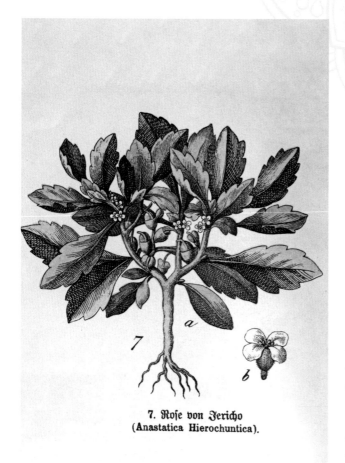

7. Rose von Jericho
(Anastatica Hierochuntica).

La capacidad de esta planta de regenerarse una y otra vez, la ha convertido en un símbolo espiritual muy popular y en un regalo en comunidades religiosas que abarcan desde la santería al catolicismo, donde se la conoce como la «planta de la resurrección» ya que atrae milagrosamente la paz, el amor, la salud, la fuerza y el bienestar a todos aquellos que la poseen.

El Hoodoo, o «chimenea de las hadas», también conocida como *conjure*, es un tipo de magia que se desarrolló a partir del sincretismo, es decir, de la unión de varias tradiciones culturales entre pueblos de África y algunos de Europa. El Hoodoo utiliza la rosa de Jericó, puesto que en algunos de sus ritos se sumerge la planta con cinco monedas en un bol lleno de agua con la finalidad de prosperar en la vida y disfrutar de su protección divina.

Lámina botánica de la *Anastatica hierochuntica*, Múnich, 1880-1889.

EL PODER DE LA ROSA DE JERICÓ

En el siglo XIII, un caballero catalán que formaba parte de la nobleza de Vallespir, en la región de Occitania, a su regreso de las cruzadas, trajo a la ciudad varias plantas de la rosa de Jericó porque estaba convencido de sus poderes mágicos. Al llegar a la ciudad le notificaron que su hijo había contraído lepra, una de las enfermedades más letales de aquella época. El caballero, aturdido por la noticia, fue a buscar agua bendita en una iglesia y roció con ella una rosa de Jericó. Después de nueve días obligó a que su hijo se lavara con esa agua y este se curó de inmediato.

Cactaceae

CACTUS

Simbología: fortaleza • **Elemento:** Tierra • **Planeta:** Marte • **Signo del zodíaco:** Tauro
• **Poderes:** ahuyenta las energías negativas

El cactus pertenece a la familia de las cactáceas (*Cactaceae*), una planta originaria de América; de hecho, podemos encontrar cactus silvestres a lo largo de todo el continente americano, desde Canadá hasta la Tierra de Fuego, aunque hay una excepción llamada *Rhipsalis baccifera*, que está extendida en África tropical, Madagascar y Ceilán. Parece ser que la colonización de esta especie en Europa es bastante reciente, tan solo se remonta a unos cientos de años. Probablemente fueron algunas aves migratorias que transportaron las semillas en su aparato digestivo, bien directamente desde América o bien de poblaciones surgidas en África, como consecuencia del comercio de esclavos.

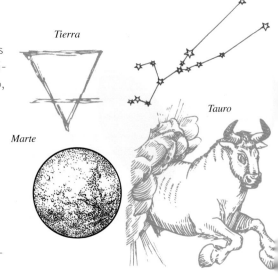

Tierra

Tauro

Marte

Poderes ancestrales

Los cactus absorben, por un lado, energía y por el otro la concentran en sustancias que si son ingeridas pueden alterar la consciencia del ser humano. La capacidad de estas plantas para metabolizar las sustancias que hay en el aire y absorber la humedad las hace muy especiales

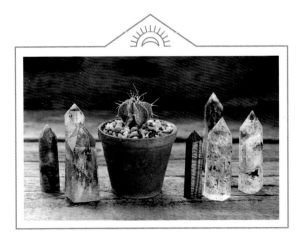

«Si colocas un cactus debajo de la almohada antes de acostarte, no solo mejorará la calidad de tu sueño, sino que te protegerá de los malos espíritus».

desde el punto de vista esotérico. El hecho de ser altamente resistentes al Sol, un astro poderoso del que absorben e irradian energía, les otorga una cierta carga «sagrada» para contactar con el más allá. Dentro de la categoría de plantas que se utilizan en brujería, los cactus son de las más usadas. Algunos cactus llamados «mágicos», como el peyote y el san Pedro, están dotados de una sustancia, la mescalina, que posee poderosos efectos alucinógenos, de ahí que estas plantas se emplearan ya en tiempos precolombinos para invocar a los espíritus en ceremonias. Para los brujos y los chamanes de la Antigüedad, la ingesta de mescalina dotaba al ser humano de una visión peculiar que le ayudaba a resolver los problemas a partir de lo que veía.

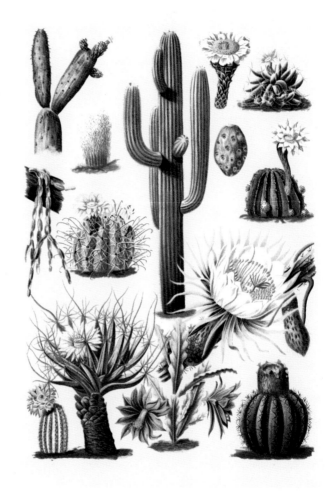

CACTUS CONTRA LA RADIACTIVIDAD

En la década de 1950 unos científicos americanos que trabajaban en un programa de armas nucleares repararon en que allí donde habían utilizado material radiactivo crecía una variedad de cactus (*Cereus peruvianus*) y los niveles de radiactividad en el suelo eran más bajos que en otros lugares. Posteriormente, los estudios demostraron que esta planta tenía la capacidad de absorber las radiaciones. Por ello, es muy recomendable colocar un *cereus peruvianus* junto al ordenador, el televisor, o cerca de cualquier fuente de emisión de ondas.

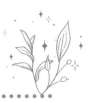

Calendula officinalis

CALÉNDULA

Simbología: planta masculina • **Elemento:** Fuego • **Cuerpo celeste:** Sol
• **Signo del zodíaco:** Sagitario • **Poderes:** bloquean las energías negativas

La *Calendula officinalis* pertenece a la familia de las asteráceas. Es originaria del sur de Europa y se cultiva con fines ornamentales y medicinales. Crece en climas templados y, aunque resiste bien heladas y sequías, requiere terrenos soleados para su óptimo desarrollo. Se la conoce como «el botón de oro» por la belleza de la flor, de vivos colores amarillos y naranjas. Son conocidas también sus propiedades cicatrizantes y antihemorrágicas, por lo que se utilizaba para curar las heridas y el cuidado de la piel, y es un gran antiséptico cuando se aplica como tintura o crema.

Poderes ancestrales

En la Antigüedad, durante los festejos y celebraciones, los griegos decoraban sus casas con caléndulas. También elaboraban coronas con ellas para ofrecerlas a los dioses. En la mitología griega se conoce a las caléndulas como «las lágrimas de Afrodita», diosa griega de la belleza, la sensualidad y el amor. Cuando su amante, Adonis, murió el día que salió de caza y fue atacado por un jabalí, las lágrimas de Afrodita, al tocar tierra, se convirtieron en caléndulas. Este mito tan conocido nos enseña que las experiencias más tristes y dolorosas pueden acabar transformándose también en algo hermoso. Los brillantes

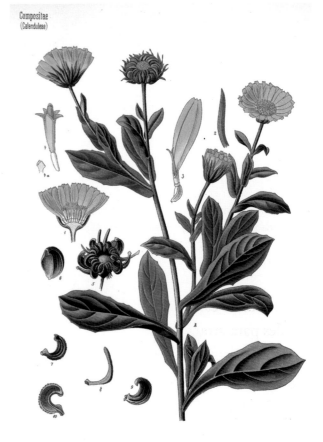

Lámina de la *Calendula officinalis,* del libro *Plantas Medicinales de Köhler.* Alemania, 1863-1914.

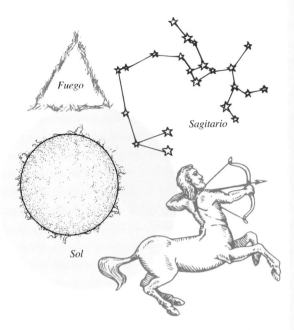

Fuego

Sagitario

Sol

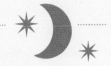

pétalos amarillos y naranjas de las caléndulas se utilizan en rituales esotéricos para atraer el éxito en todos los ámbitos de la vida. Su energía protectora ahuyenta la negatividad y atrae la luz y el amor en el campo energético. La magia de la caléndula es la de la riqueza, la de su rico potencial y la de su belleza.

«Las flores de caléndula se utilizan en rituales para atraer optimismo y vitalidad. Su energía protectora disipa la negatividad y atrae la luz y el amor al campo energético».

En México, por ejemplo, el día 1 de noviembre, festividad de los muertos, muchas familias decoran las tumbas con caléndulas que, por su embriagadora fragancia, creen que atraen a los espíritus. Algunos crean incluso caminos de caléndulas para conducir el alma de sus seres queridos a casa. En los hogares de la India tampoco faltan las caléndulas, sobre todo en la fiesta del Diwali, la festividad más importante del país, que celebra el triunfo del bien sobre el mal, de la luz sobre la oscuridad.

LA LEYENDA

Cuenta la leyenda que había cuatro ninfas que estaban enamoradas del dios Apolo, uno de los dioses más apuestos y venerados de la Antigüedad clásica. Un día, las cuatro ninfas se enzarzaron en una discusión por los celos que sentían entre ellas, ya que todas rivalizaban por su amor al dios griego. Artemisa, diosa de la caza y hermana de Apolo, al presenciar aquella discusión, las convirtió en caléndulas.

Artemisa era una de las deidades más veneradas. Hija de Zeus y Leto, forma parte del panteón de los doce dioses olímpicos.

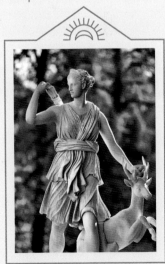

Artemisa, más conocida como *Diana en Versalles*. Escultura en mármol, época imperial, siglos I-II d. C. (Detalle).

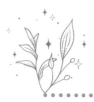

Dracaena marginata

DRÁCENA

Simbología: planta de felicidad • **Elemento:** Tierra • **Planeta:** Mercurio
• **Signo del zodíaco:** Capricornio • **Poderes:** protege el hogar y purifica el ambiente

La drácena pertenece a la familia de las dracaenáceas. Es una planta originaria de África tropical, aunque algunas variedades pueden encontrarse en Centroamérica y en el sur de Asia. Actualmente las más populares son la *Dracaena braunii* en China que recibe el nombre de «bambú de la felicidad», porque atrae la buenaventura al hogar; la *Dracaena fragans* también conocida como «tronco de Brasil» y la *Dracaena marginata* que es la más común. La drácena es una planta de hojas exuberantes y tallo desnudo, y simboliza la organización y el orden. Su nombre procede del griego «*drakaina*», que significa dragón hembra y que se le ha otorgado a la planta por su resina de color rojo brillante, denominada también «sangre de dragones».

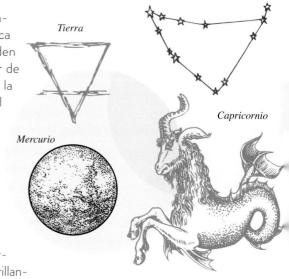

Tierra

Mercurio

Capricornio

Poderes ancestrales

Existe la creencia de que la drácena ayuda a mejorar la situación financiera y atrae la energía positiva. Fortalece las relaciones amistosas y proporciona longevidad a las personas que habitan en la casa. Ayuda a purificar la energía mental y los sentimientos. Tiene un enorme poder calmante enormemente beneficioso para superar los estados de decaimiento y apatía. Debido a su gran carga energética de positividad ahuyenta las energías negativas y ambientes nocivos. Se dice que estos poderes se deben a la gran vinculación que existe entre el planeta Mercurio y el elemento Tierra.

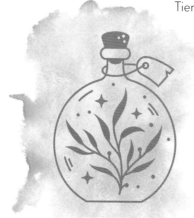

Para que esta planta pueda ahuyentar las fuerzas del mal, el Feng Shui recomienda colocarla en la entrada de la casa. La interpretación de los poderes vendrá dada por el número de tallos. Una planta con tres tallos sirve de talismán y promete prosperidad y felicidad a los miembros de la familia; una planta con cinco tallos favorece el

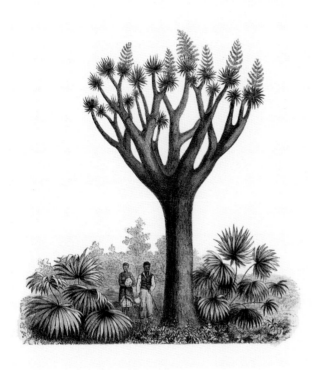

incremento de los ingresos económicos; una planta con siete tallos mejora la salud y el bienestar en el hogar.

«La drácena es conocida por el poder de atraer la felicidad y el amor al hogar».

Se dice que la energía de esta planta es más fuerte y efectiva cuanto más afiladas y estrechas son sus hojas. Si las hojas son gruesas y decaídas el efecto es mucho más leve. Con iluminación suficiente y de alta calidad, riego adecuado y un buen ambiente húmedo, la drácena crecerá sana y dotará a nuestro hogar de todas sus propiedades positivas.

Cuando las hojas de la drácena, como las del draco de la misma familia, apuntan hacia arriba, son verdes y afiladas, significa que la planta tiene mucha energía y vigor.

INDICADOR DEL AMOR

Dicen las historias populares que el crecimiento de sus hojas es una especie de indicador del amor en una pareja casada. Cuanto más exuberante es el follaje, más fuerte es ese amor. Si, además, se tiene la suerte de que nazca una flor, algo poco frecuente, es recomendable regalarla a aquellas parejas o familias donde impera la discordia, de ese modo se apaciguarán los ánimos y todos tendrán una buena convivencia.

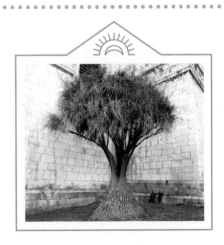

Juniperus communis

ENEBRO

Simbología: hospitalidad y fertilidad • **Elemento:** Aire
• **Cuerpo celeste:** Sol • **Signo del zodíaco:** Libra • **Poderes:** tranquiliza a los dioses infernales

El enebro, que pertenece a la familia de las cupresáceas (*Cupressaceae*), es un árbol originario de Europa, de América del Norte y de algunas zonas de Asia. Precisa de un clima húmedo y frío para desarrollarse. Sus frutos o bayas brotan después de tres años de haberse sembrado la planta. Desde la Antigüedad, el enebro fue muy utilizado como remedio herbal debido a sus propiedades purificadoras y desinfectantes. Hoy en día, las tribus americanas occidentales combinan las bayas de *Juniperus communis* con la corteza de la raíz de *Berberis* en un té de hierbas.

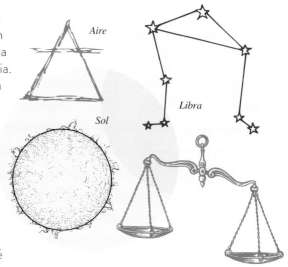

El enebro está considerada una planta sagrada. Cuando la Biblia nos dice que Elías se sentó debajo de un enebro, y que justo entonces se le apareció un ángel, ello esconde una sabiduría esotérica muy profunda. Se cree que fue el poder mágico del enebro lo que hizo posible que el ángel fuera visible.

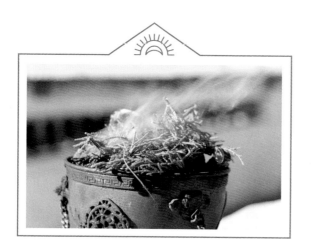

Poderes ancestrales

Según las antiguas tradiciones celtas, los espíritus que habitan el enebro se llaman *krawite*. En Roma, el enebro era símbolo de fertilidad, y brindaba protección al hogar cuando sus ramas se colgaban de las puertas de las casas con la intención de alejar las energías malignas y protegerlas de cualquier infortunio. Si se mezclaba con incienso y otras esencias ayudaba a potenciar la virilidad y estimulaba los poderes psíquicos.

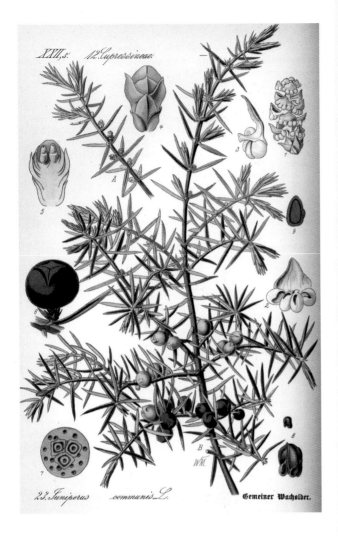

XXVII,5.   12.Cupressineae.

23.Juniperus   communis L.   Gemeiner Wacholder.

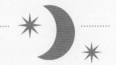

EL ENEBRO PROTECTOR

Cuenta la leyenda que una noche fría de diciembre, un enebro oyó llorar a una mujer que llevaba un bebé en brazos e iba cogida de la mano de un hombre. La mujer se llamaba María y había sido escogida por Dios para dar a luz al Mesías. Herodes, rey de Judea, buscaba a todos los recién nacidos para matarlos y su ejército estaba cada vez más cerca de ellos. María y su marido, José, buscaban cobijo, un lugar donde poder esconderse. El enebro, conmovido por la situación de peligro de María, José y el niño, extendió sus ramas gigantescas y cobijó a la familia para protegerlos. Dios, agradecido por haberlos salvado, dejó vivir al buen árbol más de cien años. A partir de entonces, todos los años por Navidad, las familias ponen un árbol en sus casas.

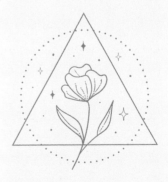

Desde los sumerios, babilonios y egipcios, pasando por los griegos y luego los romanos y cristianos, el enebro ha ido dejando su impronta a lo largo de la historia. En la mitología sumeria y griega, a través de la diosa Inanna y la sacerdotisa Medea respectivamente, hacían uso de esta planta para desarrollar sus conjuros. Los egipcios lo empleaban en diversos rituales, sobre todo los funerarios, tal como queda constancia en los hallazgos que se encontraron en la tumba de Tutankamón. Los romanos y tibetanos preparaban incienso con enebro para purificar el ambiente de las casas. Los monjes de la Italia del siglo XI hacían pociones medicinales y elixires con las ramas de enebro. En la Edad Media, el uso continuado de las ramas y gálbulas del arbusto ayudaba a tranquilizar a las divinidades infernales y alejar los malos espíritus.

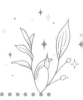

Lophophora williamsii

PEYOTE

• •

Simbología: contacto con los dioses • **Elemento:** Fuego
• **Planeta:** Marte • **Signo del zodíaco:** Aries • **Poderes:** protección

El peyote es una especie que pertenece a la familia de las cactáceas. Se trata de una planta endémica del desierto de Chihuahua y de la parte suroccidental de Texas y México, donde es una especie protegida. Puede tardar hasta 15 años en desarrollarse y alcanzar su estado de madurez. Es un cactus pequeño, prácticamente esférico y exento de espinas. La flor es de color rosa pálido y brota en primavera. El peyote cuenta con una larga tradición entre los pueblos indígenas americanos, como los tarahumaras y los huicholes, tanto por su uso ritual como medicinal.

Los indígenas huicholes mexicanos y algunos pueblos nativos de Estados Unidos creen que el peyote es una planta sagrada que les ayuda a comunicarse con Dios.

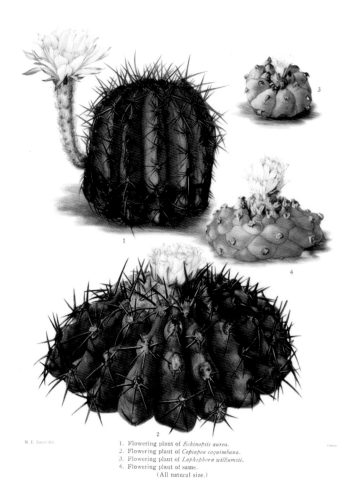

M. E. Eaton del.

1. Flowering plant of *Echinopsis aurea.*
2. Flowering plant of *Copiapoa coquimbana.*
3. Flowering plant of *Lophophora williamsii.*
4. Flowering plant of same.
(All natural size.)

Poderes ancestrales

El rito de la recolección del peyote constituye una peregrinación sagrada conducida por un dirigente espiritual que está en contacto con el dios Peyote o Tatehuari, el fuego sagrado que le acompaña. Prevalece la creencia de que aquel que toma peyote se conecta con el Gran

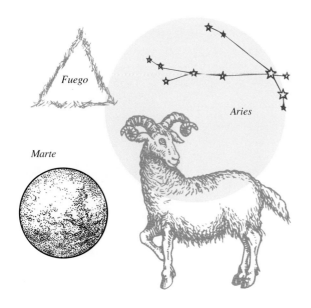

Fuego

Aries

Marte

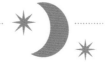

LA DROGA DE LA CONTRACULTURA

Las propiedades psicodélicas de esta planta formaron parte de la vida de muchos artistas, músicos y escritores americanos de las décadas de los años 50 y 60, que utilizaban el peyote para potenciar su talento en las distintas disciplinas artísticas. Como William Seward Burroughs, miembro de la Generación beat, que, bajo los efectos de la droga, acabó con la vida de su esposa de un disparo, o Ken Kesey que siempre dijo que escribió *Alguien voló sobre el nido del cuco* bajo los efectos del peyote.

Espíritu que creó el universo, de ahí es de donde procede el poder divino de la planta. La persona que ingiere el peyote puede recibir mensajes de los dioses y también actuar como mediador para frustrar las acciones de los hechiceros y seres malignos.

«El ritual del peyote solía celebrarse para curar a un individuo, pero también como motivo de agradecimiento por la curación».

El peyote posee una sustancia de la que ya hemos hablado, la mescalina, que ha sido usada al menos desde hace 5 700 años por los nativos del continente americano, lo que lo convierte, junto con el cactus de san Pedro (*T. Pachanoi*) en uno de los alcaloides más antiguos que se conocen. Sus propiedades psicodélicas y alucinógenas han sido muy apreciadas por los curanderos. Para entendernos, sus efectos son similares a los del LSD. Su ingesta provoca alucinaciones y visiones, e invita a «disfrutar» de una realidad alternativa que permite «viajar» a través del espacio y del tiempo.

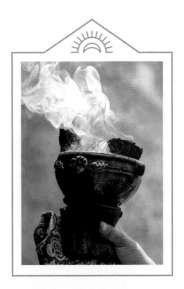

Los tarahumaras, una comunidad indígena al norte de México, consagraron culto al peyote, el cactus sagrado, que todavía perdura entre sus tradiciones.

Ocimum basilicum

ALBAHACA

Simbología: prosperidad, abundancia y armonía • **Elemento:** Fuego • **Planeta:** Marte • **Signo del zodíaco:** Aries • **Poderes:** protege la casa de malas vibraciones

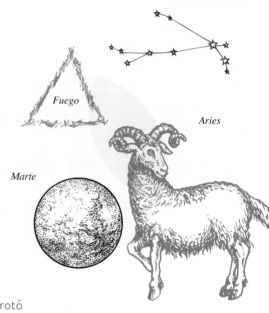

La albahaca es una planta aromática, originaria de los países del sudeste asiático. Se cree que fueron los botánicos que formaban parte de la expedición de conquista de Alejandro Magno (siglo III a. C), quienes la introdujeron en Europa. Se cultiva en muchas regiones cálidas y templadas del mundo, especialmente del área mediterránea.

Sus hojas son de color verde intenso y emite flores agrupadas en espigas florales poco densas y tubulares de color blanco, rosa y violeta.

Poderes ancestrales

En la iglesia ortodoxa griega, la albahaca está considerada una hierba sagrada. Los cristianos ortodoxos creen que la hierba brotó donde cayó la sangre de Jesús cerca de su tumba y, desde entonces, la albahaca ha sido asociada con la adoración de la cruz. Los sacerdotes usaban la albahaca para establecer y purificar el agua bendita. Con una rama rociaban el agua en la congregación. La cruz, decorada con ramas de esta hierba, se llevaba en la procesión y a la gente se le entregaban ramilletes de albahaca. Muchos de ellos colocaban su ramo en agua hasta que echaba raíces y luego replantaban la albahaca en su propia casa con el fin de protegerla de los malos espíritus. La albahaca absorbe la energía negativa y la convierte en energía positiva, por esto es tan importante tenerla en nuestros hogares. Es conocido su poder esotérico, mágico y holístico para proteger el hogar de malas energías y de personas con malas vibraciones. En algunos pueblos del Caribe se considera que los poderes naturales de la albahaca ahuyentan las malas influencias.

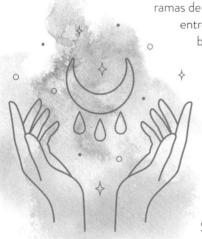

Su agradable fragancia desarrolla la empatía entre las personas. Esta es una de las razones de que se emplee a

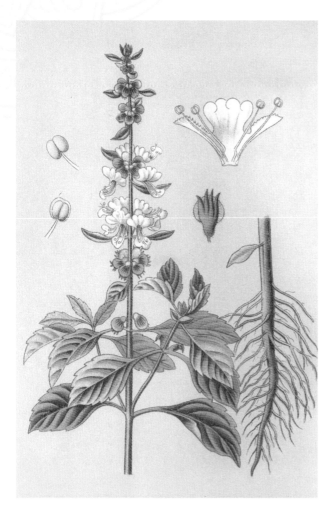

menudo para apaciguar las disputas entre los amantes. Las hojas frescas se frotan sobre la piel a modo de perfume amoroso natural.

«Por sus propiedades medicinales y por el poder esotérico infundido en ella, en la India la albahaca está considerada una planta bendita».

La albahaca está regida por Marte, planeta que le otorga una energía activa que permite regenerar el aire y absorber la negatividad. Es una planta que ahuyenta las enfermedades. Si hay una persona enferma en el hogar, sus hojas absorberán el malestar, evitando que se propague.

PLANTA CON CARÁCTER

El nombre basílico (*basilicum*) se confundía a menudo con el de basilisco (*basilisk*), criatura legendaria de la mitología griega con cuerpo de gallo y cabeza de serpiente gigante dotada de un veneno letal que podía matar con una simple mirada. El antídoto de este veneno era precisamente la albahaca.

Al igual que la Medusa, el basilisco podía matar con la mirada. Cuenta la leyenda que Alejandro Magno mató a uno con la ayuda de un espejo.

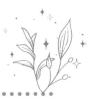

Osmunda regalis

HELECHO REAL

Simbología: armonía y paz • **Elemento:** Aire • **Planeta:** Mercurio
• **Signo del zodíaco:** Géminis • **Poderes:** protege el hogar

El helecho es originario de zonas húmedas ecuatoriales, tropicales y mediterráneas. Vive normalmente bajo la sombra de los árboles y otras plantas más grandes. Podemos encontrarlo desde en zonas montañosas hasta en rocas secas del desierto, en masas de agua y en grandes llanuras. Con algunas excepciones, el helecho suele ser muy sensible a las bajas temperaturas. Es una planta vascular, es decir que tiene tallo, raíz y hojas, carente de flor, frutos y semillas. Su sistema radicular cumple con la función de absorber los nutrientes y la humedad del suelo. Su origen se remonta a más de 300 millones de años, durante el periodo Carbonífero a finales de la era paleozoica. Se conocen unas 15 000 variedades.

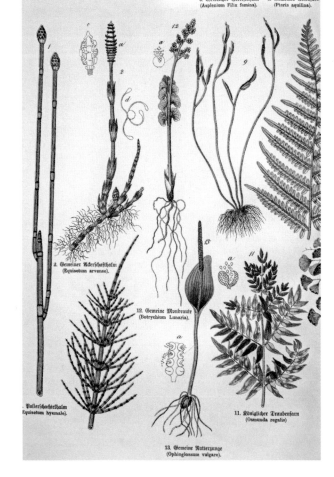

Poderes ancestrales

El helecho está considerado una planta mágica, y desde que existen los cuentos ha formado parte del folclore y del saber popular de muchos pueblos. Deanna Conway, la famosa escritora norteamericana de libros sobre magia, sostiene que los druidas consideraban los helechos plantas sagradas y que las hadas se sentían muy atraídas por ellos porque creían en sus fuerzas protectoras y con poderes mágicos. En la época medieval, solían colgarse helechos secos de las puertas de las casas porque la gente creía que estas plantas las protegerían de los relámpagos y de las fuertes tormentas.

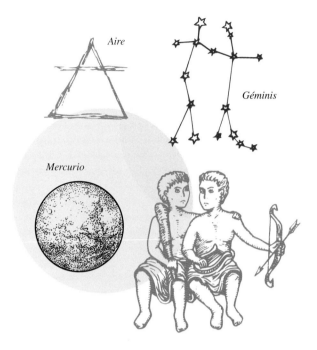

Aire

Géminis

Mercurio

En la antigua Grecia se decía que si llevabas encima un helecho, te protegía de cualquier maleficio o energía negativa, pero que había que tener cuidado porque la planta atraía a las serpientes, capaces de seguirte a todas partes si no te deshacías del helecho.

> «Si colocas un helecho cerca tu puerta, protegerá tu hogar y a los que habitan en él».

Se cuenta que el guerrero Genghis Khan comprendía el lenguaje de los animales y de las plantas cuando usaba su anillo, que contenía las cenizas de un helecho llamado *Aspidium fix*, conocido vulgarmente con el nombre de «mano afortunada» y que empleaba para ahuyentar a las brujas.
El helecho es una planta que emite energías sanadoras y es un buen antídoto para combatir la soledad y la tristeza. Las hojas de helecho se utilizaban para crear amuletos que protegían de la maldad y las malas vibraciones. El Feng Shui propone colocar un helecho en la puerta o junto a las ventanas de la casa para que circulen las buenas energías.
Uno de los poderes mágicos del helecho es que ahuyenta las malas energías, de modo que es recomendable que no falte esta planta en vuestro hogar.

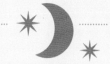

LA NOCHE DE IVÁN KUPALA

En Rusia, Polonia, Ucrania y Bielorrusia, la noche de Iván Kupala (noche de san Juan) se festeja la fiesta del helecho, porque, según una antigua creencia, la víspera de san Juan es el único día del año en que florecen los helechos. Por ello, se dice que aquel que encuentre una de estas flores gozará de buena suerte, sabiduría y poder. Las jóvenes portan coronas en sus cabezas y van con sus parejas al bosque en busca de la flor del helecho. Cuando salen del bosque, si el chico lleva la corona de la chica en su cabeza, quiere decir que la pareja se ha comprometido para casarse. Sin embargo, los botánicos sostienen que los helechos nunca han florecido y que jamás lo harán. En el relato *En la víspera de Iván Kupala*, del escritor ruso Nikolái Gógol, un joven encuentra una maravillosa flor de helecho, y eso se convertirá en su desgracia.

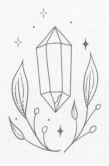

Rosmarinus officinalis

ROMERO

Simbología: buena fe y franqueza • **Elemento:** Fuego • **Cuerpo celeste:** Sol
• **Signo del zodíaco:** Leo • **Poderes:** protege los hogares aromatizados con esta hierba

El romero, también llamada *Salvia rosmarinus*, es una hierba leñosa, perenne, perteneciente a la familia de las lamiáceas (*lamiaceae*). El romero es originario del sur de Europa y norte de África. Nace en todo tipo de suelos, preferiblemente secos y arenosos. Crece en zonas litorales y de montaña baja, hasta 1500 metros. Se trata de una de las plantas aromáticas más valorada en la cocina mediterránea.

Poderes ancestrales

Esta planta mágica se ha utilizado desde la época de los primeros griegos y romanos. Antiguamente, los jóvenes eruditos se ponían una corona de romero en la cabeza para que les ayudara a conservar la memoria durante el estudio.

Hoy en día está demostrado que inhalar aceite de romero incrementa la concentración y la memoria, ya que su olor ayuda a reducir los niveles de cortisol, la hormona del estrés.

Existen pocas plantas a lo largo de la historia de la humanidad que estén envueltas de tantas leyendas y mitos. Algunos escritos sostienen que en el siglo IX, Carlomagno, rey de los francos y emperador del Sacro Imperio Romano Germánico, ordenó a sus súbditos plantar romero en los jardines reales para beneficiarse de sus poderes mágicos. Se recomendaba distribuir romero por toda la casa para limpiarla de las malas energías. Y durante mucho tiempo prevaleció la creencia de que en los huertos que se plantaba romero significaba que en aquella casa mandaba la mujer. Sin embargo, en el siglo XVI, los hombres, cansados y molestos por esta práctica esotérica empezaron a arrancarlo de los huertos para demostrar su fuerza y virilidad. En la

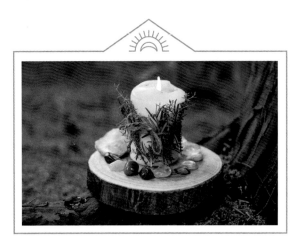

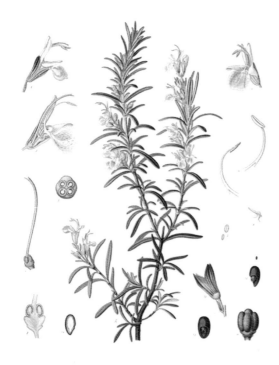

medicina natural, los médicos lo recomendaban para limpiar y purificar los pulmones y los bronquios y, en la medicina espiritual, los brujos lo empleaban como antidepresivo.

«Se dice que los faraones egipcios ordenaban poner sobre su tumba un ramillete de romero para perfumar su viaje al más allá».

El romero se utiliza mucho en esoterismo para purificar el aire. Como amuleto, puede servir para contrarrestar las malas energías y maleficios, para ahuyentar los espíritus malignos y la negatividad, así como para atraer la felicidad, entre otras bondades de la vida.

Lámina de *Rosmarinus officinalis*, del libro *Plantas Medicinales de Köhler*. Alemania, 1863-1914.

ROMERO PARA RECORDAR

En *Hamlet*, la conocida obra dramática de William Shakespeare, Ofelia muere completamente rodeada de flores y hierbas, entre las que no puede faltar la flor del romero para que su amado pueda recordar la pasión que existió entre ellos, ya que los poderes mágicos de esta planta eran precisamente, tanto los de mantener la memoria, como los de afianzar la fidelidad entre los amantes, de ahí que se ofreciera como regalo nupcial a los recién casados.

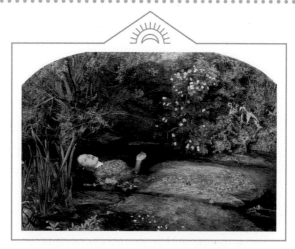

Muerte de Ofelia (1851), del pintor prerrafaelita, John Everett Millais, Tate Gallery, Londres.

Urtica

ORTIGA

Simbología: resistencia • **Elemento:** Fuego • **Planeta:** Marte
• **Signo del zodíaco:** Leo • **Poderes:** protección

La ortiga pertenece a la familia de las urticáceas. Existen más de 20 especies de estas plantas en el mundo, cuya principal característica son sus pelos urticantes, los cuales liberan una sustancia alcalina que provoca inflamación y picor en la piel. Las más conocidas son la ortiga mayor (*Urtica dioica*), una hierba perenne, y la ortiga menor (*Urtica urens*), una hierba que debe sembrarse cada año. La ortiga es originaria de Europa, pero actualmente puede plantarse en cualquier parte del mundo que reúna las condiciones climatológicas para su desarrollo. Las hojas y raíces de las ortigas se cosechan en primavera y en verano.

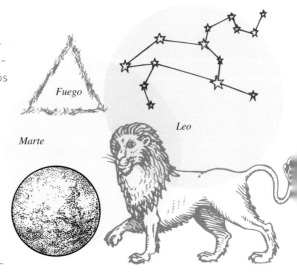

Poderes ancestrales

La ortiga se ha asociado durante mucho tiempo con la protección. De hecho, la planta tiene un innato mecanismo para mantener alejados a los malos espíritus, limpiar los espacios del hogar, así como para proteger la mente y el cuerpo de las energías negativas.

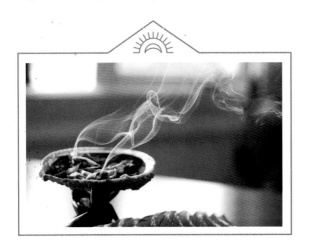

«Los pueblos primitivos hacían amuletos mágicos con hojas de ortiga para protegerse de los enemigos».

Se dice que los invasores romanos trajeron ortigas a las tierras que ahora llamamos británicas. Esta planta les producía un efec-

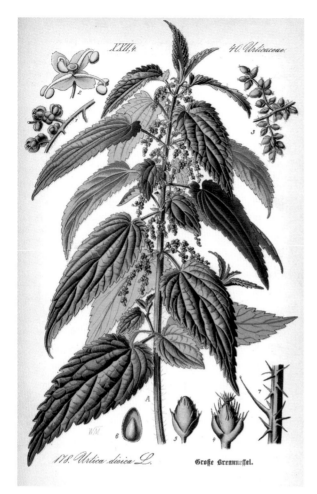

Lámina de la *Urtica* de *Flora von Deutschland, Österreich und der Schweiz,* del ilustrador y botánico alemán Otto Wilhelm Thomé (1885).

to de calor en la piel, razón por la que al frotarse las manos con ellas les ayudaba a soportar las bajas heladas y evitar el reumatismo. Sus propiedades urticantes, además, les protegían del mal de ojo y de los espíritus malignos, y les concedían una fuerza interior para superar obstáculos y crecer ante las adversidades.

Antiguamente se utilizó para romper los hechizos de las brujas y devolverles la magia negra que habían arrojado sobre las personas. Eso demostró que las ortigas poseían poderes mágicos, que resultaban muy efectivos para hacer el bien. El suelo húmedo es su lugar preferido y es capaz de transformar los suelos duros y arenosos en suelos fértiles.

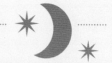

LAS ORTIGAS VENCEN A LAS BRUJAS

El escritor danés Hans Christian Andersen (1805-1875) escribió un cuento titulado *Los doce cisnes,* en el que las ortigas adquieren un notable protagonismo. En él se cuenta que en un lejano reino vivía un rey con sus doce hijos, once varones y una niña llamada Elisa. Cuando se quedó viudo, el rey decidió volver a casarse y lo hizo con la hija de una bruja. Por temor a los poderes mágicos de su nueva esposa, el monarca escondió a sus hijos varones en un lejano castillo, si bien la distancia no fue un impedimento para que su malvada esposa convirtiera a los niños en cisnes. Gracias al ingenio de su hermana Elisa, y sobre todo a los poderes de protección de las ortigas, se pudieron salvar de esta malévola hechicera, pues su hermana les tejió unas camisas hechas de fibras de ortiga que consiguieron alejar a la bruja y salvar a los niños de malas intenciones.

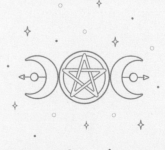

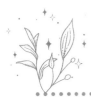

Zamioculcas zamiifolia

ZAMIOCULCA

Simbología: es la encarnación de la estabilidad • **Elemento:** Fuego • **Planeta:** Marte • **Signo del zodíaco:** Aries • **Poderes:** limpieza, armonización y prosperidad

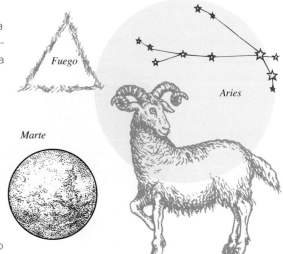

Fuego

Marte

Aries

La zamioculca es una planta que pertenece a la familia de las aráceas. Es originaria de Kenia, Tanzania y Sudáfrica, es decir, de toda África boreal. Se la conoce como una planta vivaz de tipo arborescente, como un arbusto de tallo leñoso y en forma de tubérculo. Sus hojas y sus raíces actúan como órganos de reserva de agua. Heinrich Gustav Adolf Engler, botánico alemán y uno de los más destacados expertos en plantas, la clasificó, en 1905, con el nombre de «*Zamioculcas zamiifolia*». Y precisamente en referencia a ese nombre botánico es conocida como «planta ZZ»; pero, desde el sur de Kenia hasta el nordeste de Sudáfrica, se la conoce también como «la joya de Zanzíbar». En 1996, los holandeses fueron los primeros agricultores que empezaron a cultivarla y, gracias a ellos, hoy en día puede encontrarse en cualquier tienda de jardinería. Algunas culturas y filosofías como el Feng Shui la recomiendan para proteger las casas y los espacios cerrados.

Poderes ancestrales

La zamioculca tiene el poder de absorber las energías negativas. Gracias a su gran fuerza protectora impide que las personas con las que convivimos normalmente se debiliten. Se la conoce también como «el árbol de la fortuna», porque atrae el dinero y la suerte en nuestros hogares al ahuyentar todas las cosas negativas que suceden a nuestro alrededor. La zamioculca nos proporciona un equilibrio interior que nos protege la salud física y psíquica.

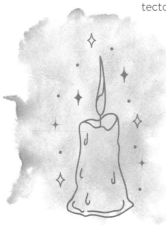

Se dice que en el ámbito místico si se coloca esta planta en la entrada de las casas atrae la prosperidad, y si, además, la ponemos en nuestros lugares de trabajo obtendremos mejores resultados en ese ámbito. En algunos lugares se la llama «el árbol del dólar» porque trae el dinero a casa, no materialmente por supuesto, pero sí en el sentido de que ayuda a aumentar el bienestar en general. Se dice que cada vez que nace una hoja, presagia

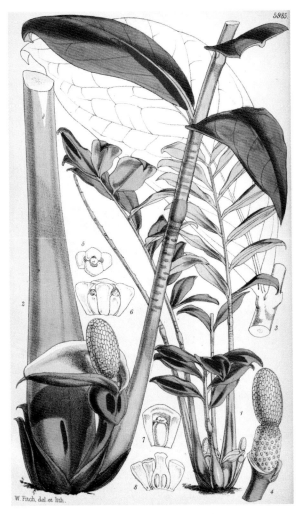

una influencia financiera, sin embargo si las hojas se caen es una señal de que puede haber problemas materiales. Es una de las plantas más veneradas en China, ya que está considerada un talismán de la buena suerte en los hogares.

La zamioculca favorece la resistencia, puesto que, a diferencia de otras plantas, puede sobrevivir en condiciones extremas, como la falta de luz solar o la falta de agua. En su medio natural, es decir, en los desiertos pedregosos del sur de África, esta planta puede confundirse fácilmente con las piedras, pero la razón más poderosa de esta adaptación es la capacidad de conservar el agua en un ambiente muy seco. Acumula el agua en su interior, sus hojas al igual que sus raíces, actúan como órganos de reserva de agua, aprovechando las escasas lluvias del desierto como hacen otras plantas nacidas en tierras áridas, como es el caso de los cactus.

Lámina botánica de la *Zamioculcas zamiifolia. The Botanical Magazine* de William Curtis (1872).

LA PLANTA DE LA PROSPERIDAD

Cada cultura se ha encargado de darle a esta planta un significado mágico común: representa el símbolo de la estabilidad, el cual abarca un sinfín de cosas buenas. Quizás por este motivo se la conoce con diversidad de nombres. En algunos países la llaman «la planta de la eternidad» por sus poderes mágicos de aportar amor y fortuna a todos aquellos que la regalan y la reciben. Antiguamente fue uno de los regalos de boda más comunes para las parejas que iniciaban una vida conjunta. Este regalo se hacía con el deseo de proporcionarles prosperidad, estabilidad y buenas energías, sabiendo que, al hacer este regalo, el portador también se beneficiaría de los poderes de la planta.

PLANTAS
para invocar el amor

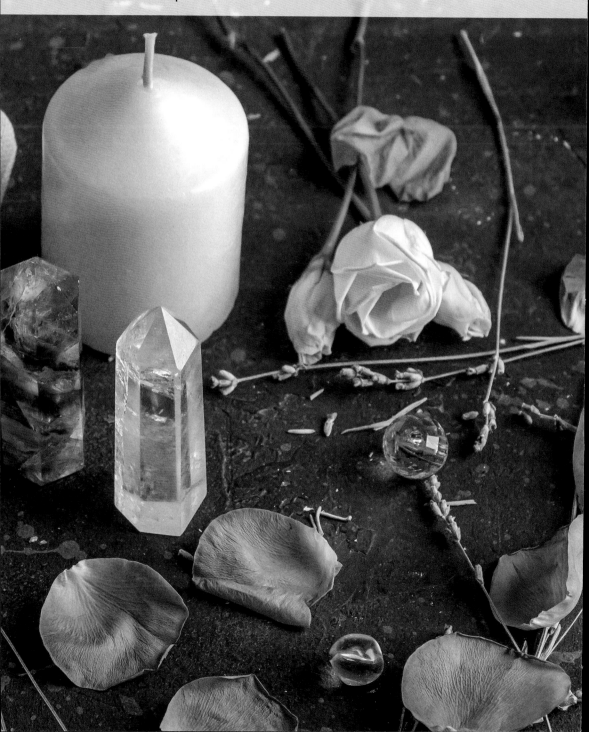

Las plantas han tenido desde siempre una enorme relevancia en el mundo de nuestras emociones, ya sea para combatir las penas, aplacar las angustias o para invocar los sentimientos amorosos. En este apartado hablaremos de las plantas para invocar el amor. Muchas de ellas se empleaban ya en la Antigüedad para elaborar las llamadas «pociones de amor», con el fin de potenciar una relación, afianzarla y preservarla. Y esa tradición ha llegado hasta nuestros días.

Los lazos amorosos

La magia del amor está estrechamente vinculada al mundo de las brujas, que utilizaban hechizos elaborados a base de hierbas para invocar la energía amorosa. Muchas personas sufren por falta de amor. De hecho, el amor es un sentimiento que proporciona bienestar, seguridad y satisfacción. La magia blanca es uno de los medios para atraer la atención de la persona amada y establecer lazos con ella. En las sociedades primitivas, y sobre todo en la Edad Media, la demanda de hechizos, rituales y pociones amorosas eran prácticas muy comunes, hasta el punto de que era algo tan habitual convivir con ritos y brebajes, que algunos de ellos han llegado hasta nuestros días.

La historia de Tristán e Isolda

Inspirada en antiguas leyendas celtas, la famosa historia medieval de Tristán e Isolda cuenta que el rey de Cornualles le encarga a su amado sobrino Tristán, la misión de ir a buscar a Irlanda a la princesa Isolda, su futura esposa. Este se dirige a las tierras irlandesas para llevar a cabo su cometido. Durante la travesía de regreso a Cornualles, en el barco, ambos beben por accidente un filtro amoroso y se enamoran apasionadamente, traicionando de este modo los designios del rey. A partir de ese momento, la poción solo les acarreará desgracias a los amantes, que deberán enfrentarse a la traición que ellos mismos han cometido. El compositor alemán Richard Wagner los inmortalizó en su conocida ópera *Tristán e Isolda*.

Las diosas del amor

No se puede hablar de las plantas para invocar el amor sin citar a las tres diosas del amor por excelencia. En la mitología griega es Afrodita, la diosa del amor, la lujuria y el sexo. Su influencia fue tan poderosa que se convirtió en una de las diosas más veneradas y respetadas. Para rendirle culto se erigieron en su honor numerosos templos en las principales ciudades griegas. En la Antigüedad, cuando las relaciones sexuales no estaban consideradas algo pecaminoso, Afrodita encarnaba el amor erótico. Las ofrendas que se entregan a la diosa son granadas, manzanas, mirto y rosas.

En la mitología romana, Venus, la esposa de Vulcano, es la diosa del amor, la belleza y la fertilidad. Julio César la adoptó como su protectora. Por su parte, el conocido poeta Virgilio la señaló como el ancestro femenino del pueblo romano. La rosa roja es la flor de Venus.

En la mitología hinduista, Rati es la diosa del deseo carnal y el placer sexual. Es la contraparte femenina de Kama, el dios del amor. Las escrituras hindúes hacen hincapié en la belleza de esta diosa. La describen como una maravillosa doncella virginal que tiene el poder de encantar al dios del amor.

Tanto Afrodita en la mitología griega como Venus en la romana han ejercido una enorme influencia en la civilización occidental. De hecho, si bien el término afrodisíaco apareció por primera vez en los siglos XVI-XVII, el uso de plantas afrodisíacas se remonta a la Antigüedad. La mayoría de estas plantas fueron utilizadas para combatir la infertilidad, estimular el deseo sexual o aumentar su potencial tanto en hombres como en mujeres. Estas plantas, como la canela, la madreselva, el muérdago, la calabaza o la hierbaluisa solían estar reservadas a las élites gobernantes, que eran quienes sobre todo se beneficiaban de ellas.

El simbolismo del amor

Es sabido que regalar flores el día de san Valentín es una muestra de amor, sobre todo si se trata de rosas rojas. En la Inglaterra victoriana, por ejemplo, se seguía el «lenguaje de las flores»; normalmente estas contenían mensajes que no podían expresarse en voz alta. En una especie de dialogo silencioso, las flores podían utilizarse para conseguir respuestas sencillas como «sí» o «no». Si era un «sí» se tenía que entregar la flor con la mano derecha y si era un «no» con la izquierda. Si las flores se entregaban con el ramo boca abajo significaba lo contrario de lo que realmente se quería decir. La idea de regalar flores con significados específicos era una manera original de demostrar a al-

guien su interés. Todos los sentimientos inimaginables podían expresarse mediante plantas y flores. Sin duda, los significados y las tradiciones asociados a ellas han cambiado a lo largo de los años y en las distintas culturas, pero la fascinación por las «palabras perfumadas» sigue persistiendo.

Los símbolos viajan a través del tiempo y los continentes. No obstante, su semejanza entre ellos es engañosa y su significado puede variar de forma sustancial. Por ejemplo, el lirio en el antiguo Egipto simbolizaba fertilidad y riqueza. Más tarde, sin embargo, llegó a ser un símbolo cristológico y después un emblema de pureza y virginidad que se aplicó a la Madre de Dios a partir de loas cristianas con letras de textos bíblicos o sagrados.

La manzana también se halla en un terreno ambiguo. Vinculada a la historia del Génesis, se asoció al imaginario cristiano, a las mujeres y el pecado. Sin embargo, también aparece en el mito clásico en el que Paris otorga la

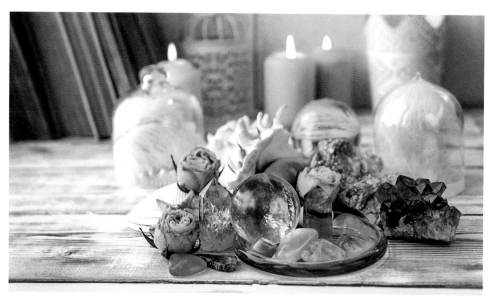

La rosa es la flor del amor por excelencia.

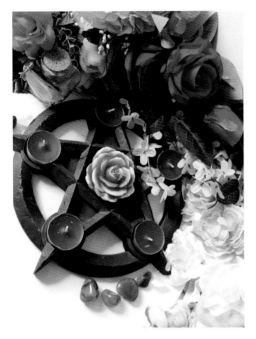

manzana de oro a Afrodita, y en aquel en el que Hipómenes lanzó a Atalanta tres manzanas de oro para distraerla y derrotarla en la carrera, ambos mitos están vinculados a un sentimiento erótico de cortejo.

Vemos, por lo tanto, que la vinculación de las plantas con la fertilidad, el nacimiento y la regeneración no es suficiente para interpretar el simbolismo que pretenden transmitir,

puesto que también es preciso relacionarlo con el mundo mágico y sagrado para poder comprender realmente su significado.

Las flores y plantas, como símbolos que encarnan el sentimiento amoroso, han sido plasmadas por el arte occidental y oriental desde tiempos inmemoriales, y no solo se trata de rosas y lirios, hay otras muchas que tienen una carga simbólica oculta. Así también las personas han empleado siempre determinadas flores para transmitir mensajes secretos. De hecho, en todas las épocas y partes del mundo se han practicado y se practican actualmente rituales de amor mediante pociones mágicas, elixires y brebajes «galantes» como les llamaban algunos, sobre todo los italianos. Si el deseo sexual o la libido están por los suelos es probable que se deba a factores psicológicos, como el estrés y la depresión. Para solucionar este problema, no hay nada mejor que recurrir a los estimulantes naturales, que gozan de siglos de aprobación y popularidad a sus espaldas. En este apartado hablaremos de las principales plantas con poderes mágicos que son capaces, no solo de despertar y potenciar el sentimiento amoroso en la otra persona, sino también de preservarlo de las malas influencias para poder así afianzar los vínculos en la pareja.

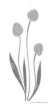

LA IMPORTANCIA DE LA FLORIOGRAFÍA

La floriografía es el lenguaje de las flores, pues las flores se enviaban para revelar secretos de amor y afecto. A lo largo del siglo XIX se escribieron diccionarios para descifrar el lenguaje de las flores y descodificar sus delicadas revelaciones. En 1809 Joseph Hammer-Purgstall publicó su *Dictionnaire du language des fleurs* y, en 1819, *La langage des fleurs* de Louise Cortambert, con el seudónimo de madame Charlotte de la Tour, obras que han contribuido notablemente a entender e interpretar las flores.

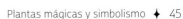

Anthurium andraenum

ANTURIO

Simbología: hospitalidad y abundancia • **Elemento:** Agua
• **Cuerpo celeste:** Luna • **Signo del zodíaco:** Cáncer • **Poderes:** amor sin límites

El anturio pertenece a la familia de las aráceas. El botánico francés Edouard André lo descubrió en las selvas colombianas en 1876. Se trata de una planta que es originaria de Colombia, Venezuela y Perú, de las zonas tropicales y subtropicales de América Central y América del Sur. Hay más de 600 especies. Son plantas caducas de hojas firmes y ovaladas, en forma de corazón o de flecha. La espata (la hoja que la envuelve) puede ser roja, rosa, verde, púrpura o blanca. La flor de anturio, el llamado espádice, es conocida universalmente como un símbolo de hospitalidad y abundancia. Se trata de una planta que crece en cualquier lugar de la casa y además sus flores brotan y perduran durante todo el año. Requiere poco cuidado aparte del riego y tolera una amplia gama de condiciones de luz.

Agua

Cáncer

Luna

«La flor del anturio irradia una excelente energía protectora».

Poderes ancestrales

Esta planta se la conoce por varios nombres, como, por ejemplo, la planta de la «felicidad masculina» porque proporciona bienestar al hombre y le ayuda a mejorar sus relaciones amorosas con su pareja. En la antigua Grecia se las llamaba «flechas de Cupido» porque tenían el poder mágico de enamorar a la gente. Debido al curioso aspecto de la flor, de hoja ovalada y en forma de corazón, y de la flor en su interior, el espádice, se la ha asociado con el órgano sexual masculino, por lo que se le han atribuido desde siempre poderes afrodisíacos y se ofrecía a las muchachas que deseaban quedarse embarazadas como símbolo de fertilidad.

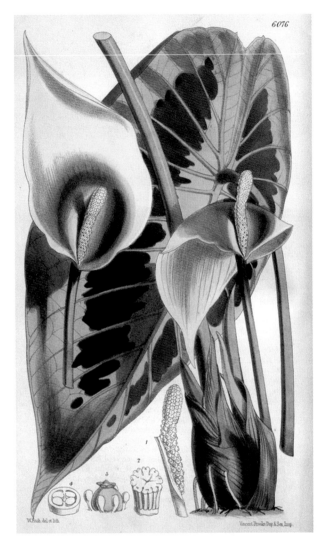

Lámina de *Anthurium andraenum*, revista botánica de Curtis (1874).

El anturio, además de sus poderes afrodisíacos, debido a su peculiar forma, también simboliza prosperidad y riqueza, pues se dice que está relacionada con los nuevos comienzos, que atrae la energía positiva para guiarnos por el camino del éxito. La espata, la hoja que envuelve a esta planta, es ovalada y en forma de corazón, por ello se la considera una de las plantas del amor, dado que es precisamente el corazón lo que muestra.

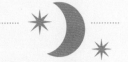

LA FLOR QUE LLORA

Una leyenda de la Antigüedad cuenta que una de las tribus estaba gobernada por un hombre sanguinario y cruel que se enamoró de una joven y esta lo rechazó. Él la tomó por la fuerza ante el asombro de sus familiares y se casó con ella. Durante el banquete nupcial en el que era costumbre encender grandes hogueras festivas, la joven, desesperada por lo que le deparaba su destino, se arrojó a las llamas. Los dioses la perdonaron y la convirtieron en flor y al hombre cruel en unos espesos matorrales. Hoy en día todavía se cree que las gotas de humedad que emanan de las hojas del anturio son las lágrimas que derramaron los padres de la joven por la muerte de su desdichada hija. Desde entonces, el anturio, no solo se ha convertido en el recordatorio de dicha leyenda, sino en el símbolo del amor sin límites.

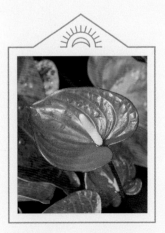

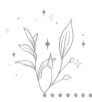

Aloysia citrodora

HIERBALUISA

Simbología: amor y atracción • **Elemento:** Aire • **Planeta:** Mercurio
• **Signo del zodíaco:** Libra • **Poderes:** proporciona alegría

La hierbaluisa, conocida también con el nombre de cedrón o verbena de las indias, es una planta de la familia de las verbenáceas originaria de América del Sur, concretamente de Chile y Argentina, si bien actualmente se cultiva en el mundo entero. Llegó a Europa de la mano de españoles y portugueses en el siglo XVII, donde empezó a cultivarse en zonas templadas. Es muy valorada tanto por sus propiedades medicinales como por su característico aroma a limón.

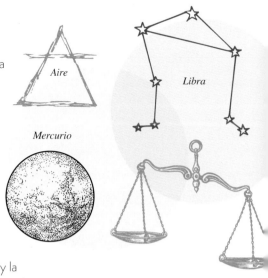

Se trata de una planta que rinde homenaje a la magnífica divinidad griega Perséfone, hija de Zeus y Deméter, diosa de la cosecha. Encarna la pureza, la belleza, la gracia, la paz, el coraje y la abundancia. Como dice un viejo refrán: «el que tiene hierbaluisa en su jardín es invulnerable».

Poderes ancestrales

Por su gran contenido en alcanfor, la hierbaluisa se utilizaba en hechizos para romper los malos hábitos, purificar el cuerpo y la mente, limpiar el espacio y disipar la energía negativa. La purificación y la protección sobre los malos sueños eran sus propósitos mágicos. Según Mattioli, médico italiano del siglo XVI, es «la hierba del mago». Planta del amor, la prosperidad, el coraje y la buena suerte. Con ella se preparaban pociones de amor.

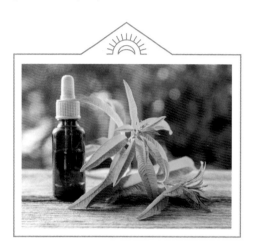

La hierbaluisa es una planta idónea para las reconciliaciones amorosas. Si se emplea de forma adecuada ayuda a recuperar amores que se han perdido. Sus principales poderes son los de favorecer la comunicación, estimular la empatía y aumentar las ganas de estar con la otra persona. También es ideal para evitar engaños, ya que cuando se quema, genera un humo muy poderoso que forma un aura especial en cada estancia del hogar y nos protege de los engaños y las infidelidades. Antiguamente se utilizaba para fomentar el amor espiritual, sobre todo en aquellas personas que habían decidido dedicar su vida a cultos religiosos, favoreciendo la meditación y la purificación del alma.

También se le llama la «hierba del hechizo», por considerarla una planta sobrenatural y llena de virtudes. Dicen los brujos que si se lleva encima una ramita permite gestionar mejor las emociones y nos protege de las enfermedades.

Se la considera una planta con polaridad femenina y un equilibrador hormonal. Se la reconoce como una verdadera planta de grimorio, libro de conocimiento mágico europeo. Su raíz latina *verbenae* se refiere a las ramas que constituían la corona de los sacerdotes durante los sacrificios. Tiene fama de ser una planta que, llevada como corona, protege contra los seres malignos durante las ceremonias.

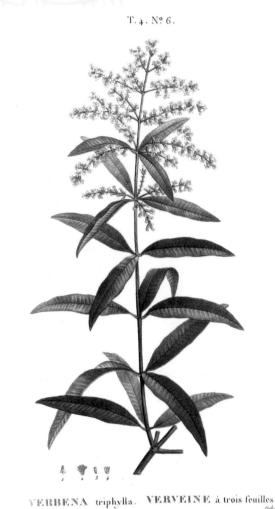

T. 4. Nº 6.

VERBENA triphylla. VERVEINE à trois feuilles. *pag. 24*
F. J. Redouté pinx. Gabriel Sc.

Se dice que tomar infusiones de hierbaluisa potencia las relaciones amorosas.

HOJAS PARA ENAMORAR

En el Piamonte, en Italia, existe la creencia popular de que, si al atardecer nos frotamos las palmas de las manos con hojas de hierbaluisa, la primera persona que toquemos no podrá resistir la embriaguez de nuestros encantos.

Atropa belladonna

BELLADONA

Simbología: proyección astral • **Elemento:** Agua • **Planeta:** Saturno
• **Signo del zodíaco:** Escorpión • **Poderes:** invoca visiones y adivinación

La belladona pertenece a la familia de las solanáceas y al género *Atropa*, que incluye tres especies nativas de Europa central, oeste de Asia y norte de África, pero también se puede encontrar en partes de Norteamérica. Tiene una tolerancia baja a la exposición directa al sol. La planta es altamente alucinógena debido a los alcaloides que contiene, principalmente la atropina, que es una de las más tóxicas. El nombre botánico está compuesto por el de la diosa griega «Atropos», y el italiano «*bella donna*», que significa mujer hermosa, probablemente porque, según cuenta la leyenda, las mujeres italianas dilataban sus pupilas con gotas de belladona para resultar más atractivas y tener una mirada seductora.

Se trata de una planta que ya se empleaba en la Antigüedad. En el antiguo Egipto se consumían pequeñas dosis de belladona, ya que se creía que tenía el poder de ver mundos misteriosos. En Europa se difundió su uso gracias a Christian Friedrich Samuel Hahnemann, el inventor de la homeopatía, que proclamó los beneficios de esta planta para prevenir la escarlatina en los niños. En algunos ámbitos se defiende su uso para tratar afecciones de garganta, inflamaciones y fiebre.

Poderes ancestrales

Al igual que la datura o la mandrágora esta planta pertenece a la clásica farmacopea de las hierbas propias de las brujas. Fue utilizada en el antiguo Egipto como narcótico, en las orgías dionisiacas griegas como afrodisíaco, en las ofrendas romanas a Atenea, diosa de la guerra, para provocar el fulgor en la mirada de los soldados, en Siria para alejar los pensamientos tristes y en tierras celtas y centroeuropeas para honrar a Bellona, diosa de la guerra. En la Edad Media pasa a ser una planta propia de los aquelarres, y se la relaciona con Paracelso y otros autores vinculados a la alquimia.

Por su naturaleza narcótica, la belladona se utilizaba ritualmente para fomentar la proyección astral y provocar visiones ancestrales. Los sacerdotes de Bellona, bebían una infusión para venerar a su diosa. Según los antiguos mitos, la belladona pertenecía al diablo, y todos los sábados por la noche invocaban a las brujas con el fin de que se prepararan para sus aquelarres. Especialmente la noche de Walpurgis. Las brujas de las Landas, en el sudoeste francés, mezclaban la belladona con sangre de murciélago, perejil, amapola y cicuta para preparar una bebida milagrosa que inducía a un profundo sueño a los que la ingerían. En este rito, las hechiceras recitaban unos versos en los que se les hacía saber que aquel que muriera al tomar ese brebaje no podría llevar su alma al Paraíso, quedaría prisionero en la Tierra y su fantasma perseguiría a sus amigos.

Lámina botánica victoriana de *Atropa belladonna*.

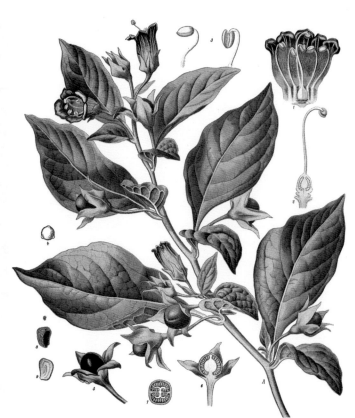

VENENO MORTAL EN LA ANTIGUA ROMA

En el Imperio romano, la belladona fue uno de los más habituales venenos llamados de anillo –aquellos que se colocaban en el interior de un anillo–, para diluir en líquidos, y la principal sustancia de los más populares filtros amorosos.

Cinnamomum verum

CANELA

Simbología: potencia el amor • **Elemento:** Fuego • **Planeta:** Tierra
• **Signo del zodíaco:** Aries • **Poderes:** activación de la energía sexual

La canela es originaria de Sri Lanka, si bien en la actualidad se cultiva en varios países tropicales. La corteza es la parte más apreciada de este árbol, llamado canelo, que tiene un ciclo perenne. Se trata de un árbol que puede alcanzar los 10 metros de altura. Las hojas son de color verde brillante, tienen una forma ovalada y puntiaguda, con cinco nervios rojizos. Sus flores son hermafroditas. El fruto es una baya larga elipsoidal de cerca de 12 centímetros con una única semilla en su interior. Antiguamente, las madres empleaban la canela como relajante, para inducir a los niños al sueño. Esta considerada un repelente contra los malos espíritus.Su dulce e intenso aroma ayuda a atraer la abundancia. Equilibra las energías, permitiendo que llegue la buena suerte y que la energía fluya a nuestro favor. También brinda protección y alegría.

Fuego

Tierra

Aries

Poderes ancestrales

A la canela se la identifica como el manjar del gozo. Es picante y dulce a la vez y eso es lo que atrae el impulso de la vida, la fuerza de la risa y la activación de la energía sexual.

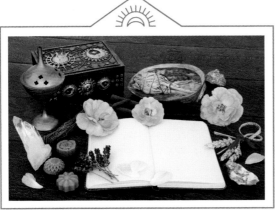

«La canela se utilizaba en baños, rituales, y hechizos, y se mezclaba con otras esencias, como el jazmín, la rosa y la vainilla para conseguir efectos afrodisíacos».

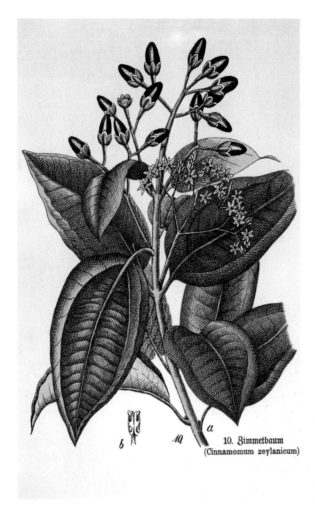

Desde tiempos lejanos se utilizó para alegrar las fiestas y estrechar los lazos familiares. Protegía a los hijos y estimulaba los nuevos amores. Fomentaba las conversaciones cálidas y valiosas. Era un estímulo de amor en la pareja, a la que le brindaba protección, favoreciendo la prosperidad y ahuyentando cualquier síntoma de debilidad. La canela posee propiedades esotéricas increíbles y puede utilizarse de muchas formas diferentes en los distintos ámbitos de nuestra vida. Es muy apreciada en el mundo de la magia blanca. Sus poderes son la protección ante las energías negativas, atrae el amor y el éxito, potencia el deseo sexual y los poderes psíquicos. Ocupa un lugar primordial entre las plantas con poderes mágicos. También se emplea como incienso para generar vibraciones positivas, mejora la meditación y la conexión con el ser interior.

Si deseas intensificar la relación de pareja, recomendamos quemar un poco de incienso de canela en el dormitorio. Y colocar unas cuantas ramas debajo de las almohadas, porque sin duda contribuirá a aumentar la atracción sexual.

Lámina botánica de *Cinnamomum verum,* el árbol de la canela (siglo XIX).

LA ESPECIA DE LA DIOSA DEL AMOR

Los antiguos romanos la consideraban la planta del amor, ya que tiene el poder de suavizar las relaciones personales y potenciar la conexión entre la pareja. Los magos y brujos la llamaban «madre dulce». Se la ha asociado siempre con la diosa Venus de la mitología romana. Se trata de una especie muy indicada para estimular el deseo sexual.

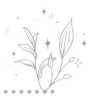

Chlorophytum comosum

LAZO DEL AMOR

Simbología: brinda energías positivas a la pareja • **Elemento:** Aire • **Planeta:** Júpiter • **Signo del zodíaco:** Libra • **Poderes:** purifica el aire

El origen del lazo del amor se encuentra en las selvas tropicales de África del sur. Esta planta perenne pertenece a la familia de las liáceas. Actualmente existen más de 200 especies diferentes de esta familia. Lo mejor de esta planta es, sin duda, que renueva ambientes tóxicos. Por lo tanto, se trata de una planta purificadora, capaz de eliminar las impurezas del aire. En muchas partes del mundo se la conoce como «mala madre», porque prolifera con tal facilidad que se multiplica con muchos «hijos» de forma indiscriminada. Sus flores tienen una función reproductora de gran poder y sus raíces acumulan una gran cantidad de agua. Además, se la conoce también por su potencial amoroso.

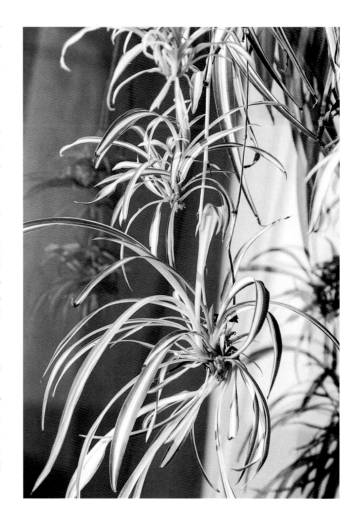

Poderes ancestrales

Otra cualidad, aparte de purificar el aire, es su poder energético. Algunos expertos aseguran que el lazo del amor brinda energías positivas a las parejas, mantiene vivos los sentimientos y contribuye a fomentar uniones duraderas. En las bodas, los padrinos entregan a la pareja el lazo del amor. Este representa la unión de los novios y, según se dice, para que el matrimonio funcione, se necesita que los dos lo sostengan.

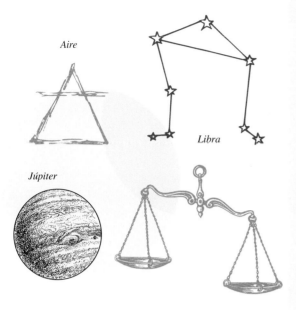

Aire

Libra

Júpiter

RITUAL CON EL LAZO DEL AMOR

Se dice que es una de las plantas preferidas de los duendes y que donde ella se instala ningún pensamiento negativo puede quedarse. Por esta razón, permite que fluyan las buenas intenciones entre una pareja. Para ello, se puede tomar en infusión, basta con añadir las hojas de esta planta cuando hierva el agua y dejar reposar la infusión unos minutos. Para vaporizaciones seguiremos el mismo proceso, pero inhalando el aire caliente que las hojas desprenden.

Si se tiene que tratar fuera de casa con alguien negativo, basta con arrancar una hoja del lazo del amor y llevarla solo el tiempo necesario, al regreso, partirla en tres trozos y dejarlos sobre la tierra de la maceta para anular, si lo hubiera, lo que la hoja de cinta haya cargado.

En el herbolario mágico esta planta es conocida como «pararrayos». Sus hojas alargadas y terminadas en punta tienen la cualidad de recoger las malas energías y derivarlas después de vuelta a la tierra.

Según relata un cuento popular, la princesa Oralis, paseando por los jardines de palacio, se enamoró de Philip, el hijo del jardinero. El rey no aceptó esta relación tan desigual en cuanto a clase social y económica y castigó a Philip encarcelándolo en la torre del castillo hasta que su hija entrara en razón. La princesa, desesperada y loca de amor, siguió visitando los jardines donde conoció a su amado. Una mañana, paseando por el bosque, cogió una vasija y la llenó de tierra. Plantó un tallo de una planta silvestre que a ambos les gustaba, cerró los ojos y pidió un deseo para poder reencontrarse con aquel muchacho. Esa misma noche, mientras todos dormían, subió a la torre entre lágrimas y pidió a los guardias que custodiaban a su amado, que le dieran la planta. Esta planta, alimentada por el amor sincero de los jóvenes, extendió sus largas hojas para conectar de nuevo los corazones de los amantes. De este modo, Philip pudo escapar del encierro, trepando por las largas vainas hasta reunirse con Oralis y huir de aquel lugar y ser felices el resto de sus días.

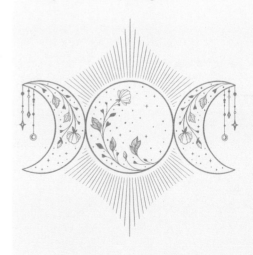

Cucurbita pepo

CALABAZA

Simbología: gran protector • **Elemento:** Tierra • **Planeta:** Saturno
• **Signo del zodíaco:** Tauro • **Poderes:** absorbe las energías malignas

La calabaza pertenece a la familia de las cucurbitáceas. Es una hortaliza originaria de Asia Meridional, aunque algunos afirman que procede de América. Los hebreos y egipcios ya la cultivaban. Actualmente la calabaza está distribuida por todo el mundo y se encuentra en regiones cálidas y templadas. No se trata propiamente de una fruta, sino de un tipo de baya que pertenece a la calabacera y que puede llegar a pesar varios kilos.

La calabaza presenta una gran variedad de formas, tamaños, texturas, sabores y colores. Se la conoce también como baya de cáscara dura. Tanto el fruto como las semillas son comestibles. Su forma suele ser esférica, de gran tamaño y con nervaduras marcadas, aunque a veces también la podemos encontrar de forma ovalada o alargada, como una botella.

Tierra

Saturno

Tauro

«La calabaza se utilizaba como talismán para invocar el amor, junto con un poco de canela, miel y una vela de vainilla».

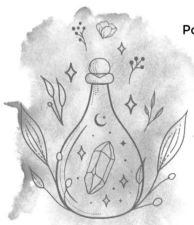

Poderes ancestrales

Antiguamente, los chamanes aprovechaban las propiedades mágicas de la calabaza para sus hechizos y rituales con los que invocaban el amor y la paz interior, así como la salud mental y emocional. La calabaza protegía a los pueblos primitivos del mal, les ayudaba a superar la sugestión y alejaba a los malos espíritus.

En el mundo oriental, la calabaza simboliza fertilidad y abundancia, tanto es así que cuando se celebra un matrimonio se le regala al esposo una gran calabaza para que sus relaciones con su esposa sean fértiles y placenteras. En la tradición oriental, «dar calabazas» significa amor y buena rela-

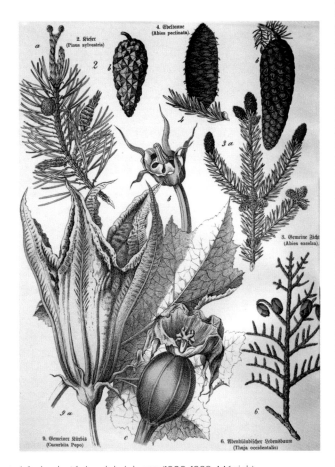

Lámina botánica del siglo XIX (1880-1889, Múnich).

ción, todo lo contrario que en Europa, que se entiende que al que le dan calabazas es rechazado en sus pretensiones amorosas.

Tal vez esta versión occidental se originó en la antigua Grecia, ya que los griegos consideraban la calabaza como anafrodisiaco, es decir, lo contrario de afrodisíaco, y aseguraban que inhibía el deseo sexual. Darle a alguien calabazas era invitarle a que dejara de pensar en devaneos amorosos. En los conventos medievales se recomendaba utilizar como cuentas del rosario las pepitas de calabaza para apartar pensamientos lascivos. Se mascaba pepitas de calabaza para facilitar el cumplimiento del voto de castidad: era una especie de sucedáneo del bromuro. Comer calabaza equivalía a echar sobre el cuerpo acometido por la pasión un jarro de agua fría.

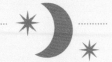

HALLOWEEN

Cuenta una antigua leyenda que algunas tribus africanas utilizaban la calabaza como elemento de purificación y estimulante del amor. En el mes de enero se celebraba una ceremonia especial en la que todos los adultos de la tribu untaban sus cuerpos con jugo de calabaza, especialmente el dedo gordo del pie y el ombligo, para conseguir un éxtasis de amor y fertilidad.

Los celtas consideraban que la cabeza era la parte más sagrada del cuerpo, la parte donde se configuraban todos los sentimientos de amor y amistad. Por lo tanto, la tradición de utilizar calabazas en la festividad de Halloween e iluminarlas en su interior simbolizando cabezas está muy unida a esta creencia. Los curanderos consideraban que estas cabezas iluminadas podían ver al que tenía una mirada fuerte y amorosa y un deseo sexual puro y hermoso.

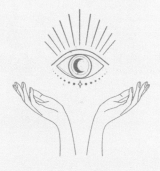

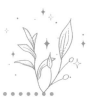

Hyoscyamus niger

BELEÑO

Simbología: potencia la excitación • **Elemento:** Fuego • **Planeta:** Tierra
• **Signo del zodíaco:** Capricornio • **Poderes:** efectos sanadores

El beleño es una planta que pertenece a la familia de las solanáceas e incluye 17 especies. La más conocida es el beleño negro. Es originaria del norte de África y está extendida por todo el Mediterráneo hasta el sur de Rusia. Se trata de una planta perenne de tallos ramificados y de un olor desagradable. Su flor es acampanada y la corola tiene forma de embudo, de color amarillento o blanquecino.

El beleño fue una de las plantas más populares de la antigua Europa. Los antiguos egipcios la nombraron en los papiros de Eber (1500 a. C.) y Plinio y Dioscórides la prescribían como somnífero y analgésico ya en el siglo I. Es altamente tóxica y provoca pérdida de control muscular y alucinaciones. Contiene

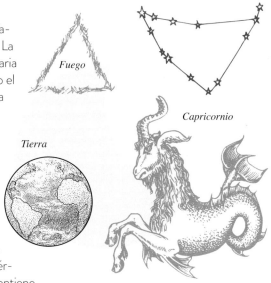

alcaloides psicoactivos en sus semillas, como la atropina, la escopolamina y sobre todo la hiosciamina. Hoy en día estos alcaloides se utilizan en la medicina moderna para un sinfín de tratamientos.

Poderes ancestrales

Conocida como la «hierba de las brujas», durante la Edad Media el beleño alcanzó una gran relevancia. Los magos y curanderos lo utilizaron para elaborar brebajes, filtros amorosos y ungüentos. Esta planta se granjeó la fama de afrodisíaca y de estimulante de la fertilidad. Se decía que cuando una mujer la utilizaba como amuleto la complacería en los placeres del amor. Es posible que sus efectos psicotrópicos indujeran a una desinhibición de los instintos más básicos.

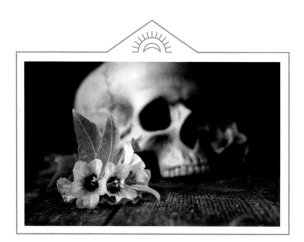

El beleño negro o «ungüento de las brujas» lo utilizaban las mujeres en la época medieval. Se preparaba

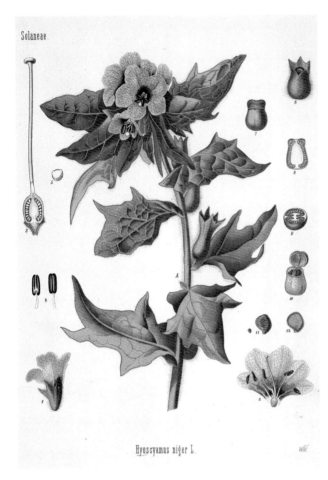

Solaneae

Hyoscyamus niger L.

Lámina del *Hyoscyamus niger*, del libro *Plantas Medicinales de Köhler*. Alemania, 1863-1914.

«El beleño aparece ya en *La Galatea* de Cervantes: "tú has quitado la fuerza al beleño, con que el amor ingrato adormecía a mi virtud doliente"».

con la grasa de animales salvajes, como el lobo o el oso o de cualquier otro que simbolizara temeridad. Dicho ungüento incluía otras plantas como la mandrágora, la belladona o el estramonio. Cuando se aplicaba sobre la piel provocaba una intensa excitación sexual, sueños vívidos y una sensación etérea. En el libro *Plantas sagradas* de Arnold Krumm-Heller (1876-1949), este sostiene que basta una mínima cantidad de beleño para despertar las fuerzas astrales, lo que desencadena la liberación de emociones y sentimientos y arraiga los vínculos amorosos entre las personas.

UNA CUESTIÓN HORMONAL

Los seres humanos no han dejado de buscar la alquimia del amor. De hecho, no han dejado de hacerlo, y aunque las plantas mágicas y afrodisíacas intensifican las sensaciones, el verdadero apego amoroso lo generan las oxitocinas, hormonas que desencadenan bienestar e intervienen en los comportamientos sentimentales, emocionales y sexuales, provocando que el individuo experimente sensaciones altamente agradables, que se incrementan mediante los abrazos, las caricias y las muestras de amor entre los seres queridos.

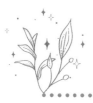

Lonicera caprifolium

MADRESELVA

Simbología: dinero y amor • **Elemento:** Tierra • **Planeta:** Júpiter
• **Signo del zodíaco:** Libra • **Poderes:** induce sueños eróticos

La madreselva es una planta arbustiva trepadora que pertenece a la familia de las caprifoliáceas. Es originaria del sur de Europa. Consta de cerca de 526 especies descritas, pero solo 108 están catalogadas. Sus flores en forma acampanada desprenden una dulce fragancia. El color de las flores puede variar del blanco al amarillo crema pasando por el rosado. Sus bayas son altamente tóxicas. La madreselva inicia su floración durante los meses de mayo y junio.

Históricamente, el color de la flor de la madreselva se ha utilizado para enviar mensajes ocultos. Si el ramo es azul significa pedir perdón; si el ramo es rojo estamos demostrando nuestro amor hacia un amigo; si el ramo es de color coral, indica que nuestras intenciones no son de amor, sino de amistad; si el ramo es amarillo, significa el final de una amistad después de una traición.

Poderes ancestrales

A la madreselva se le atribuyen poderes esotéricos relacionados con el dinero, los poderes psíquicos, la protección y también con el amor. Antiguamente, en

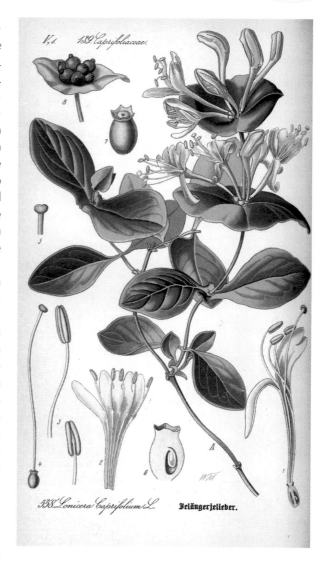

Lámina de la *Lonicera caprifolium* de *Flora von Deutschland, Österreich und der Schweiz,* del ilustrador y botánico alemán Otto Wilhelm Thomé (1885).

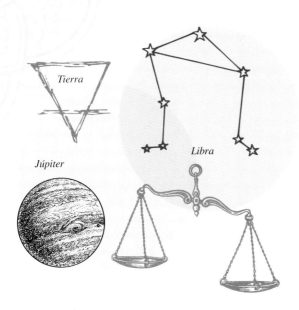

Tierra

Júpiter

Libra

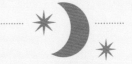

PLANTA MITOLÓGICA

En la mitología griega debemos destacar el mito de Dafnis y Cloe, dos amantes que vivían una historia de amor que estaba condicionada por el hecho de que solo podían verse cuando la madreselva florecía. Dafnis preguntó a los dioses si podían conseguir que la madreselva floreciera más temporadas para poder estar más tiempo con su amante. Eros, el dios del amor, le concedió el deseo. Debido a esta leyenda, se cree que el incienso de la madreselva induce a tener sueños eróticos.

la cultura francesa, la flor de madreselva representaba fidelidad, amor, devoción y visión espiritual. A esta planta se le atribuyen poderes esotéricos, psíquicos y de protección. Se la relaciona con la sexualidad y el erotismo debido a que se cree que representa el laberinto, es decir, a aquel que busca su alma gemela.

«En Inglaterra, regalar un ramo de madreselva significaba la promesa del amor eterno».

Según un proverbio francés del siglo XIX, la madreselva tiene la particularidad de adherirse a los árboles, de tal modo que ya en la Antigüedad la relacionaron simbólicamente con la forma en que una mujer abraza al hombre que ama. Francia, tierra del amor, tiene una balada dedicada a la madreselva: «le lai du chévrefeuille», de donde parece ser que nace la leyenda celta del amor prohibido y que expone lo siguiente: «Así como se entrelaza la madreselva anudándose en infinitas vueltas; así se entrelazan los corazones, inundados de un verdadero amor». Por lo tanto, como podemos ver, a la madreselva se la asocia también con la sensualidad y el erotismo.

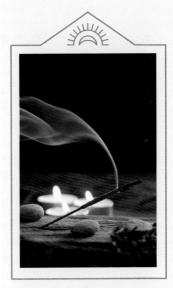

Desde el punto de vista emocional, la madreselva ayuda a ahuyentar los sentimientos negativos.

Magnolia grandiflora

MAGNOLIA

Simbología: pureza y perfección • **Elemento:** Tierra • **Planeta:** Venus
• **Signo del zodíaco:** Tauro • **Poderes:** evoca la belleza femenina

La magnolia es una especie arbórea perteneciente a la familia de las magnoliáceas. Es originaria del sudeste de Estados Unidos, Centroamérica, Sudamérica y Asia y se conocen unas 120 especies de esta planta. Crece en árboles y puede vivir hasta un siglo. Poliniza con la ayuda de los escarabajos que se sienten atraídos por el fuerte olor dulce de la flor. En 1952 se convirtió en la flor estatal del Misisipi. En China, el árbol del magnolio es conocido por sus poderes curativos, ya que, en la medicina tradicional, se utiliza la corteza como somnífero. En Japón, la flor de este árbol se llama *Hanakoto-ba*, y significa nobleza, perseverancia, dignidad y amor por la naturaleza.

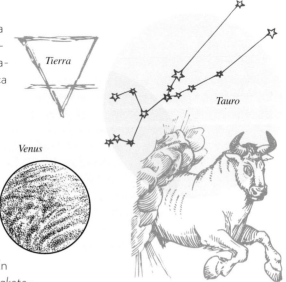

Poderes ancestrales

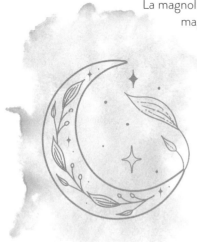

La magnolia suele simbolizar el Yin o el lado femenino de la vida, pero la magnolia blanca simboliza pureza y dignidad. Su asociación con la perseverancia, convierte a la magnolia en un obsequio perfecto para el amor duradero tanto de amistad como de pareja.

En el siglo XVI, Francisco Fernández de Toledo, médico de la corte española, sostenía que esta planta era de naturaleza caliente y seca, lo que significaba que fortalecía las emociones, o sea, el corazón, el aparato digestivo y que, mezclada con otras plantas, era un remedio excelente contra la esterilidad.

Regalar una flor de magnolia a la persona amada era una tradición de los emperadores chinos y se consideraba un símbolo de respeto. En la antigua China se identificaba con la feminidad, la dulzura, el amor y la belleza exótica.

«Para garantizar la armonía en una relación amorosa, es aconsejable plantar magnolias alrededor de la casa, traerá el amor eterno y la felicidad».

En el mundo espiritual, esta flor representa el amor y el respeto por uno mismo. Fomenta las cosas buenas que pueden hacerse en la vida para ser digno y prosperar. Pero también representa el amor al prójimo y ayuda a enfrentarse a las dificultades de la vida. A menudo se relaciona con las amistades, por este motivo el tatuaje de una magnolia simboliza el amor y el afecto hacia los demás, así como dignidad y espiritualidad con el ser interior.

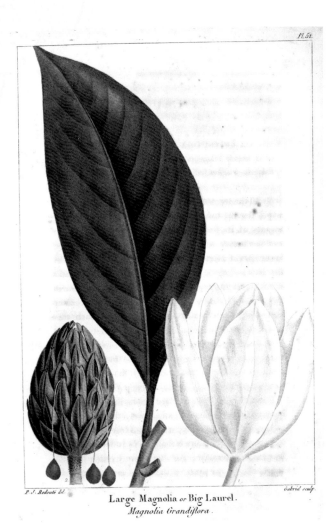

Pl.51.

P. J. Redouté del.   Gabriel sculp.

Large Magnolia *or* Big Laurel.
Magnolia Grandiflora.

HIKARI Y LAS MAGNOLIAS

Según cuenta una leyenda oriental, hace mucho tiempo, en una región de Japón vivía un hombre al que todos llamaban Hikari, que significa (luz), que era ferviente admirador de las plantas y en especial de las magnolias. Las plantó en su jardín y durante 80 años, no dejó de cuidarlas y hablarlas, pero un día, Hikari, no apareció. Las magnolias, sorprendidas, se convirtieron en bellas jovencitas y fueron a ver qué ocurría. El anciano, lleno de agradecimiento por su visita, les preguntó cómo podría vivir en la eternidad sin su compañía, a lo que las magnolias le respondieron que el día que se fuera para siempre de este mundo, todas se irían con él a la tierra prometida.

Nelumbo nucifera

FLOR DE LOTO

Simbología: naturaleza e inocencia del corazón • **Elemento:** Agua • **Cuerpo celeste:** Sol
• **Signo del zodíaco:** Piscis • **Poderes:** seducción y compasión

La flor de loto es una planta acuática de la familia, de las nelumbiáceas, originaria de Asia y una de las más habituales en pantanos, lagos, lagunas, estanques y albercas. Sus raíces rizomatosas logran abrirse paso entre el fango hasta llegar a la superficie. Es famosa por la longevidad de sus semillas, ya que puede germinar después de diez siglos. En la India, China y Egipto se considera una planta sagrada. En el antiguo Egipto se veneraba como la planta de la resurrección porque emergía de la profundidad de las aguas. En la India se le llama «padma», el lugar donde nacieron los principales dioses y diosas.

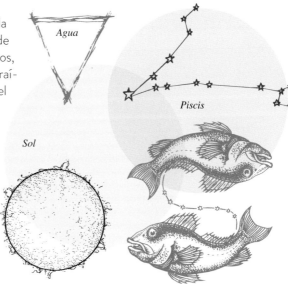

Poderes ancestrales

Se dice que la planta tiene un poder divino y que representa la siembra de la vida humana. Creado por el amor entre el agua, el Sol y la Luna, el loto es la máxima expresión de la perfección. Se trata de una flor que personifica la dulzura femenina. Potencia la fertilidad y ayuda a dar a luz con facilidad. Tiene el poder de construir un fuerte campo energético a su alrededor, ahuyentando las malas vibraciones y energías negativas del entorno.

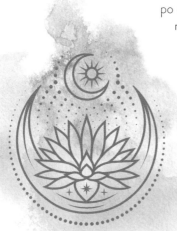

Para los hindúes es símbolo de vida y fertilidad y para los budistas simboliza la pureza. Aunque sus raíces están en la tierra, la flor puede flotar sobre la superficie del agua. Algunos creen que las manos y los pies de Dios tienen forma de loto y que sus ojos representan la flor. La mayoría de los Budas están representados sobre una flor de loto como símbolo de iluminación y trascendencia del mundo desconocido. Para los budistas, una flor de loto representa la reencarnación, ya que esta se cierra de noche (estado en el que dormita) y se abre de día (cuando se cree que está despierta). Es el símbolo de pureza

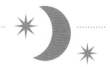

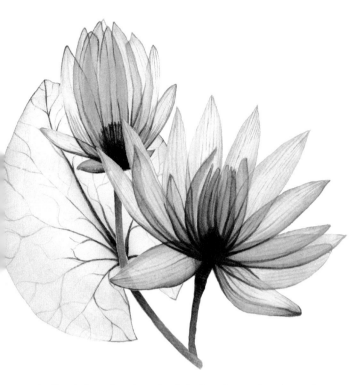

La flor de loto de color rojo simboliza el corazón y tiene el poder de potenciar la libido.

La tradición hindú cuenta que el loto creció en el ombligo del dios Vishnu, con Brahma sentado en el centro de la flor. En el hinduismo, estos dioses junto con Shiva formaban la llamda «Trimurti», que se corresponde con la imagen de la santísima trinidad en el cristianismo.

del cuerpo y del alma. El agua lodosa que acoge la planta está asociada con el apego y los deseos carnales, y la flor inmaculada que florece en el agua en busca de la luz es la promesa de pureza y elevación espiritual, el amor con lo absoluto.

Además, como la flor de loto tiene la capacidad de sobrevivir en estos entornos difíciles, es frecuentemente asociada con los complejos procesos vitales que debe enfrentar el ser humano a lo largo de su vida.

«Se dice que cuando el pequeño Buda dio sus primeros pasos, en todos los lugares que pisó, florecieron flores de loto».

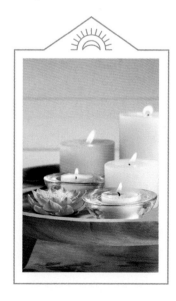

A la flor de loto se le atribuye diferentes significados simbólicos según su color: el azul es sabiduría y conocimiento, se refiere al triunfo del espíritu sobre los sentidos y nunca revela su interior, ya que casi siempre está totalmente cerrada. El blanco es la naturaleza inmaculada y la pureza y simboliza la perfección del espíritu y la mente; por lo general suele tener ocho pétalos. El rojo significa la naturaleza del corazón, del amor y la pasión.

Peumus boldus

BOLDO

Simbología: limpieza y pureza del cuerpo físico y espiritual • **Elemento:** Aire
• **Planeta:** Saturno • **Signo del zodíaco:** Acuario • **Poderes:** sedante

El boldo es la única especie del género monotípico *Peumus* perteneciente a la familia de las monimiáceas. Se trata de un arbusto endémico de Chile, aunque también se encuentra en Argentina y en el sur de Perú. Se adapta bien a lugares de poca humedad y suelos pedregosos. Florece de junio a agosto y sus frutos maduran entre diciembre y enero. Su principio activo es la boldina. De las hojas se extrae un aceite esencial muy aromático rico en eucalipto y ascaridol.

El fruto del árbol es comestible y, desde la época precolombina, se ha consumido tanto crudo como cocido. Los primeros que utilizaron este arbusto fueron los mapuches indígenas para tratar diversas enfermedades. Los beneficios farmacoterapéuticos de las hojas del boldo fueron conocidos a través de la cultura indígena de las poblaciones sudamericanas, principalmente las que habitaban en los Andes.

Aire

Acuario

Saturno

Poderes ancestrales

El boldo posee una serie de poderes beneficiosos tanto para nuestro organismo como para nuestro espíritu, y su ingesta nos ayudará a mejorar nuestra vida. En la magia popular, el boldo se utiliza a menudo en hechizos y pociones de amor. Se cree que atrae la energía positiva y la suerte en los asuntos del corazón. El boldo también se utiliza en rituales de protección de nuestras relaciones amorosas, tanto de pareja, como familiares o espirituales. Su energía calmante nos protege de las energías negativas. Simboliza purificación y limpieza, regenera el alma y promueve la paz interior. Para ello, pueden añadirse unas hojas de boldo en los ba-

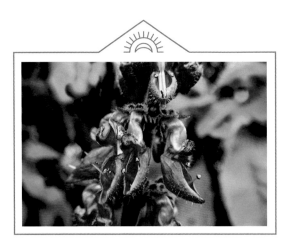

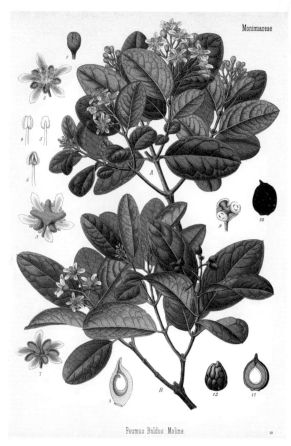

Lámina del *Peumus boldus*, del libro *Plantas Medicinales de Köhler*. Alemania, 1863-1914.

ños de limpieza interior o en infusión, y obtendremos un estado de relajación y purificación interior.

> «Las antiguas tribus de Sudamérica empleaban las hojas de boldo para la elaboración de ungüentos y rituales espirituales».

Sus efectos calmantes nos proporcionan paz y serenidad, dos estados básicos para que una relación amorosa sea fructífera, ya que, cuando somos pacientes, podemos abandonar nuestros pensamientos y relajarnos en el momento presente. El boldo nos ayudará a encontrar el alivio espiritual y potenciar nuestras cualidades sentimentales. Como invocador del amor, si realizamos ritos esotéricos, el boldo aportará claridad en situaciones tensas y de mucho estrés. Si lo mezclamos con canela nos ayudará a resolver las tensiones.

LA PLANTA SAGRADA

En Chile existe una gran devoción por la Virgen del Boldo que, según cuenta la leyenda, cuando en 1599 los araucanos quisieron atacar la ciudad de La Concepción, se les apareció una joven, colmada de luz, sobre las ramas de un boldo que se hallaba cerca de la ermita de la Virgen. Esta bella joven empezó a arrojar tierra desde lo alto del árbol para impedir que los atacantes avanzaran. Cuando los prisioneros fueron llevados a la capilla para ser juzgados, vieron de nuevo a la joven reflejada en la imagen de la Virgen y la reconocieron como la responsable de la derrota de aquella batalla. No es de extrañar que los vencedores, después de aquella victoria, profesaran admiración y devoción por Nuestra Señora del Boldo como una figura de amor y protección.

Viscum album

MUÉRDAGO

Simbología: exorcismo, fertilidad, salud y amor • **Elemento:** Aire • **Cuerpo celeste:** Sol
• **Signo del zodíaco:** Libra • **Poderes:** protección personal y del hogar

El muérdago es una planta epiparásita perteneciente a la familia de las santaláceas. Es originaria de Europa, Asia occidental y meridional y de América. Crece en las ramas de algunos árboles, especialmente en los manzanos y los álamos. El fruto es una baya pequeña de color verde que cuando madura se vuelve traslúcida, de color blanco o amarillo. Las aves, al frotar sus alas contra las ramas, son las encargadas de su reproducción. La planta posee propiedades medicinales y tiene como sustancia activa la viscotoxina. Puede ser tóxica si se consume en grandes cantidades. Sus proteínas producen un descenso de la fuerza contráctil del corazón, pero, por otra parte aumenta la respuesta del sistema inmunológico, gracias a su contenido en lectina de galactosa.

Aire

Libra

Sol

Poderes ancestrales

A esta planta se le atribuyen propiedades mágicas y existen tradiciones de origen celta relacionadas con la fertilidad y el amor. La tradición del beso cuando nos encontramos debajo del muérdago ha llegado hasta nuestros días. En la Edad Media utilizaban el aceite como repelente contra los lobos. Su simbolismo data de los antiguos druidas celtas, los cuales creían que esta planta simbolizaba la esencia de Tatanis, el dios Sol, por lo que cualquier árbol con muérdago en sus ramas, era sagrado. Durante el solsticio de invierno, el jefe druida, vestido con una túnica blanca, podía cortar el muérdago sagrado con una hoz dorada. En las tradiciones populares europeas, esta planta representa fertilidad,

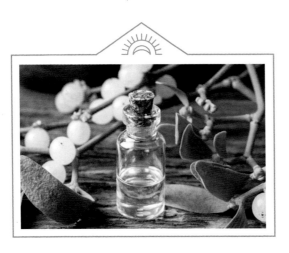

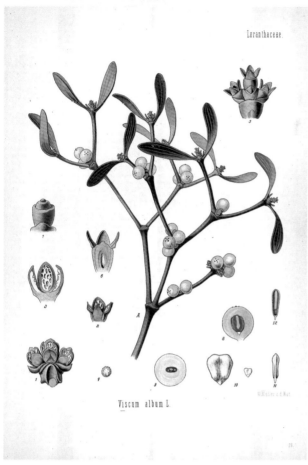

Lámina de *Viscum album,* del libro *Plantas Medicinales de Köhler.*
Alemania, 1863-1914.

por su habilidad en reproducirse, y por su capacidad de permanecer siempre verde, incluso en periodos de hibernación. Actualmente, el muérdago se asocia con la Navidad. Existe la creencia de que, tras cortarlo, no debe tocar nunca el suelo. Por eso, debe permanecer colgado en alto durante todo el año, como símbolo de protección frente a grandes tormentas y problemas que se produzcan en el hogar.

El muérdago también representa el amor filial, un amor inquebrantable y duradero a lo largo de los años. Afianza los afectos que existen entre padres e hijos, esos sentimientos de cariño y apego que se generan entre los miembros de una familia. Es un amor incondicional. En el amor fraternal, el muérdago también desempeña un buen papel, porque potencia el respeto, la confianza, la unidad, la estima y la compasión.

EL MUÉRDAGO EN LA MITOLOGÍA NÓRDICA

Según la Edda en prosa, escrita en Islandia en el siglo XIII, Frigg, la diosa del cielo y esposa de Odín, ordenó que todos los seres animados e inanimados hicieran un juramento de que nadie lastimara a su hijo Baldr. Pero algunos dioses quisieron constatar la validez y eficacia de ese juramento y le arrojaron piedras, flechas y fuego, pero todo resultó en vano. Sin embargo, Frigg no le había exigido juramento al muérdago, ya que consideraba que su hijo era aún demasiado joven para necesitar protección, pero el dios ciego Hoör, por orden de Loki, el hermano de Baldr, construyó una flecha de muérdago y mató a Baldr con ella.

PLANTAS

para superar las penas

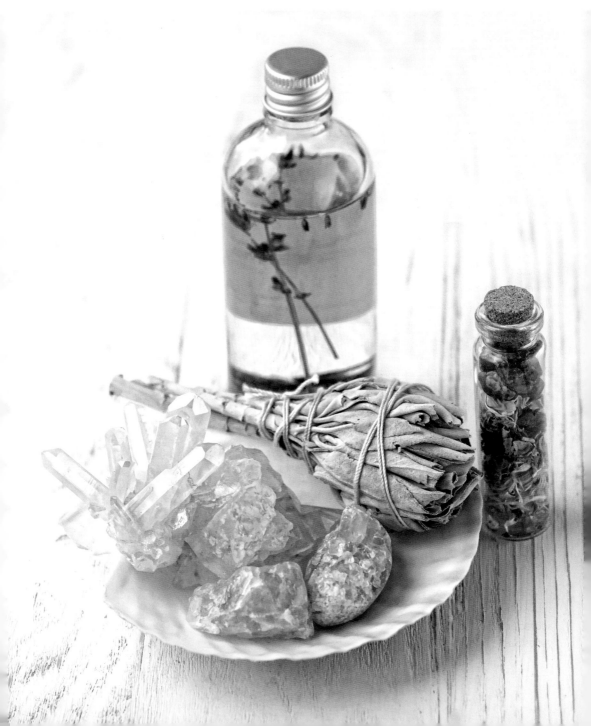

En este apartado hablaremos de las plantas que pueden ayudarnos a superar momentos difíciles emocionalmente, como la tristeza. Son el espíritu vegetal que nos recuerda que debemos vivir el presente y mirar hacia el futuro con positividad. Cuando nos enfrentamos a cualquier pérdida es importante tomarse el tiempo necesario para honrarla, aceptarla, reconocer nuestros sentimientos y esforzarse para curarlos. Si enterramos la pérdida en nuestro corazón, se convertirá en un peso que emergerá una y otra vez hasta que aceptemos la realidad.

Los rituales que nos ayudan a superar el duelo son una herramienta poderosa. Las experiencias de pérdida son dolorosas, pero también pueden representar una ventana útil para profundizar en nuestro pasado. No basta con sobrevivir a los traumas físicos y emocionales, sino que es preciso trabajarlos para conseguir la aceptación. Buscar la ayuda en las plantas, mientras atravesamos estos momentos de pérdidas y tristezas, puede proporcionarnos fuerza y seguridad para transformar situaciones de angustia en oportunidades de desarrollo personal.

Sanadoras de las emociones

Las penas no diferencian ricos de pobres, sabios de ignorantes, ni poderosos de humildes, todos, tarde o temprano, sucumben a ellas. Ya lo dijo Séneca: «El mal no está en las cosas, sino en nuestra alma». Antiguamente se creía que la fragancia de algunas plantas podía alejar a los malos espíritus, por ello, cuando una ciudad era asolada por una epidemia, sus habitantes quemaban ramas de tomillo o hierba de San Juan como sahumerios o las colgaban en los dinteles de las puertas como protección. Todo lo que ofrecía la naturaleza era muy apreciado y se empleaba, además de para la alimentación y la subsistencia, para la curación emocional y la adoración a los dioses. El principio activo de algunas plantas actuaba en el organismo como un remedio sanador de la parte emocional, psicológica y espiritual de aquel que las ingería. En los ritos funerarios se ingerían pócimas de plantas para paliar la tristeza y lograr la comunicación con los dioses en el viaje al más allá.

En la actualidad, las plantas medicinales son la herramienta con la que cuentan algunas medicinas alternativas para abordar los trastornos emocionales. Se han llevado a cabo numerosas investigaciones para saber cuáles son las plantas idóneas para mejorar el estado de ánimo. En este apartado hablaremos de ellas y de su efectividad. Algunas son muy comunes y forman parte de la cotidianidad de nuestras vidas, como el ajo, el tomillo, el azafrán, el clavo, la menta o el jengibre.

Esencias y aceites florales

Las esencias y los aceites florales pueden ser dos aliados valiosísimos para abordar un proceso de duelo y de tristeza. Nuestros pensamientos afectan a nuestra salud, y una manera eficaz de actuar sobre esta es a través de las emociones y expresiones de nuestros sentidos, como el tacto, el olor y la sensación de frescor o de calor. El ser humano capta los aromas a través del nervio olfativo. Esta «información olfativa» que recibe nuestro cerebro se transmite a la amígdala del sistema límbico, que es la encargada de procesar las emociones y la memoria.

Gracias a sus propiedades, cada una de las esencias y aceites elaborados con las plantas de las que hablaremos en este apartado constituyen un recurso imprescindible para iniciar debidamente el proceso de recuperación de nuestro estado de ánimo.

El médico, bacteriólogo, patólogo y homeópata inglés Edward Bach (1886-1936), descontento con las soluciones que le proporcionaba la medicina tradicional, llegó a desarrollar un sistema

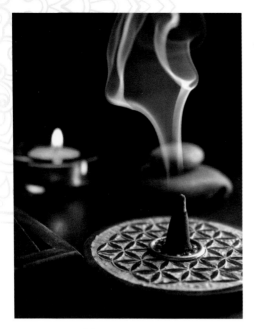

Las esencias elaboradas con las plantas son un óptimo recurso para tratar las emociones y estados de ánimo.

de curación basado en esencias florales, y que, hoy en día, es conocido en el mundo entero como «las flores de Bach». Se trata de una terapia floral con la que se pretende mejorar los estados anímicos que, según Bach, son los causantes de un trastorno que condiciona y perturba los procesos de autocuración natural.

Cada planta cumple su función

Cuando hablamos de tristeza debemos saber qué le ocurre a nuestro cuerpo tanto física como emocionalmente. El cuerpo sufre una bajada de cortisol, conocida como la «hormona del estrés», por lo que es preciso reforzarlo con plantas ricas en serotonina, dopamina y endorfinas para regular los niveles de estos neurotransmisores. Todas las plantas de las que hablaremos en este apartado destacan, en más o menos medida, por contener alguna de estas sustancias. Pero si además reforzamos

nuestra parte emocional con descanso, meditación, alimentación sana y saludable y, nos rodeamos de personas que emiten energía positiva y amor, lograremos superar estos estados emocionales de tristeza y desánimo.

Todos los estados de duelo, pérdida, tristeza o pena son distintos. Por este motivo es muy importante acertar con la planta que debemos tomar en cada caso. Estas plantas nos ayudarán a estar conectados con nosotros mismos y con nuestros seres queridos en los momentos de angustia.

Las plantas que pertenecen a la familia de las mentas, por ejemplo, son ideales para hacer frente al primer golpe de tristeza. Ejercen un efecto calmante sobre el sistema nervioso. No es extraño a veces sentirse frenético y desconectado del mundo, un sentimiento que a veces puede impulsarnos a replegarnos sobre nosotros mismos y a tener ganas de huir. Si tomamos un simple té de cualquier planta de la familia de las mentas, obtendremos un efecto inmediato de seguridad. Nos ayudará a no darle tantas vueltas a las cosas y nos facilitará el descanso.

Otra planta muy beneficiosa que nos ayudará a sobrellevar nuestra realidad es el jengibre, porque es capaz de paliar la inquietud que nos embarga a medida que sus propiedades nutritivas trabajan para fortalecer nuestro corazón. También debemos destacar la rhodiola, una planta que nos ayudará a no rendirnos y nos ofrecerá protección mientras estamos en el proceso de reparación y curación.

A veces los efectos acumulativos de una pérdida pueden dejarnos sin fuerzas. En estos casos debemos tomar infusiones balsámicas, que nos produzcan calma y serenidad para poder retomar nuestras vidas y restaurar nuestro cuerpo. Plantas con acciones refrescantes y que nos ayuden a sofocar las emociones provocadas por un recuerdo inesperado de la pérdida. En ese caso hablaremos del tomillo y de sus propiedades. Nos dará coraje, valor y fortaleza y purificará el espacio en el que nos hemos movido con tanto dolor.

La vida continúa, requiere mantenimiento, esfuerzo y perseverancia, incluso ante las penas profundas. Y, aunque nos encontremos en la última etapa de superación de nuestras penas, todavía podemos estar sujetos al dolor ocasional o al miedo de pérdidas futuras. Las personas que forjan su propio camino y procedimiento para afrontar de forma saludable las dificultades emergen a menudo fortalecidas de una experiencia dolorosa. Estas personas van por la vida armadas, con conocimientos y experiencias que utilizarán en el futuro.

Cuidar las plantas ayuda a nuestras emociones

Cuidar las plantas es un óptimo entretenimiento, y tiene muchos beneficios emocionales, sobre todo para quienes están sumergidos en las penas. Las plantas nos proporcionan estrategias y nos llenan de energía que nos permite abordar nuevos proyectos y superar problemas del pasado. Una planta es un ser vivo que, en los momentos en los que sentimos la pulsión de muerte, nos evidencia que hay vida a nuestro alrededor. Son fuentes de vitalidad que nos refuerzan día a día. El crecimiento de una nueva hoja es un signo de vida fresca. No obstante, las plantas también mueren, pero observar su ciclo de vida supone una buena perspectiva ante la aceptación del envejecimiento, la muerte y la descomposición.

Como señala la escritora y educadora estadounidense, Martine Prechtel, «el dolor es una alabanza, porque es la forma natural en que el amor honra lo que extraña». Con el tiempo, una vez regenerada la fuerza, podremos compartir y ayudar a los demás a superar las mismas dificultades que hayamos experimentado. Por más desgarrador que pueda ser, de hecho, se trata de una herramienta de aprendizaje muy positiva, porque de no experimentar estos sentimientos no podremos entender lo que es la alegría y la felicidad, ya que no tendremos con qué compararlos. Las plantas son buenas compañeras y aliadas para regenerar nuestro estado de ánimo y reconducirlo hacia la positividad.

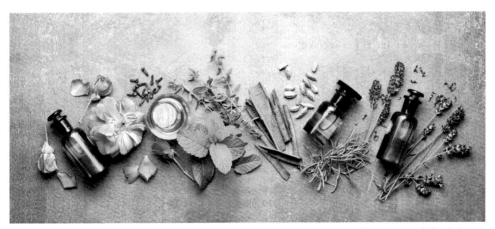

Pócimas, esencias, rituales, infusiones, un amplio abanico para hacer frente a la tristeza y el abatimiento.

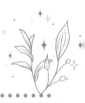

Allium sativum

AJO

Simbología: el bien y el mal • **Elemento:** Fuego • **Planeta:** Marte • **Signo del zodíaco:** Aries • **Poderes:** protege de las enfermedades

El ajo es una especie de la familia de las liliáceas, ampliamente cultivada y desconocida en estado silvestre. Es originaria de Asia occidental y fue introducida en el Mediterráneo, y otras zonas donde se cultiva, hace miles de años. Se trata de una planta perenne con hojas planas y delgadas. El bulbo, de piel blanca, forma una cabeza dividida en gajos que comúnmente se llaman dientes. Cada cabeza puede contener entre seis y 12 dientes. Cada uno de los dientes puede dar origen a una nueva planta de ajo, ya que posee en su base una yema terminal que es capaz de germinar.

El término *Allium* es de origen celta y significa «quemar» en referencia al fuerte olor acre de la planta, y *Sativum* significa «cultivado». El primero en utilizar estos términos fue el naturista francés Joseph Pitton de Tournefort, que fue el primer científico que empezó a definir el género de las plantas.

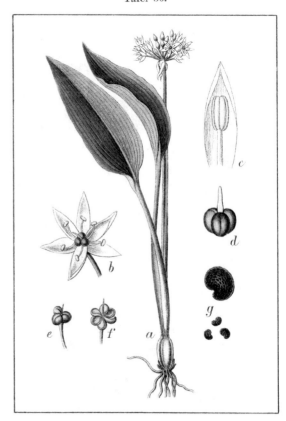

Tafel 36.

Bären-Lauch, Allium ursinum.

Poderes ancestrales

Desde hace siglos, en el mundo espiritual, se ha considerado al ajo un gran protector, capaz de contrarrestar cualquier maldad y energía negativa. Fueron los antiguos egipcios los que introdujeron esta planta en el Mediterráneo, siendo para los griegos antiguos la planta sagrada de la diosa Nix.

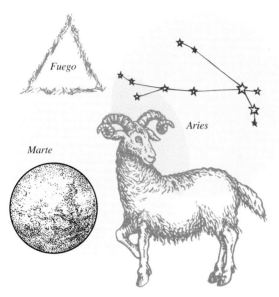

Fuego

Aries

Marte

En la Edad Media, en Alemania, se usaba como protección contra los vampiros. Cuenta la leyenda que, en las orillas del Rin, cuando avanzaba la noche, aparecían los vampiros buscando a sus víctimas. Los atemorizados ciudadanos untaban sus cuellos con una pasta de ajo para ocultar su olor personal y evitar la mordedura de estas criaturas. En Rumanía, cuna del vampirismo, aparecen los primeros escritos que hablan de la relación entre los vampiros y los insectos. Varios obispos de la época declararon que los vampiros eran los «mosquitos del infierno» y empezaron a utilizar el ajo como repelente. También lo empleaban los enterradores. Se colgaban del cuello ristras de ajos, porque tardaban días en poder sepultar a los muertos y así evitaban el olor putrefacto de los cuerpos.

«Los ajos no han faltado nunca en los hogares, por ser una garantía de protección y felicidad».

Un macerado de ajos es un buen remedio para combatir la depresión. Otra creencia popular es poner un ajo debajo de la almohada, ayuda a relajarse y a combatir la ansiedad y eleva un estado anímico bajo. Su elevado contenido en fósforo y azufre causa un efecto sedante, lo que supone un buen remedio para combatir la desazón y la congoja.
Los antiguos griegos comían ajo en las fiestas dedicadas a Hécate, la diosa que ofrecía protección y prosperidad.

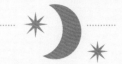

BUEN AMULETO

Antiguamente, el ajo se utilizaba para proteger los hogares y para tratar las tristezas del alma. También es sabido que es un gran incitador de la felicidad y de las buenas relaciones. En la Edad Media se empleaba para realizar conjuros y hechizos con el fin de paliar las penas y fomentar la resistencia y la protección para ahuyentar el mal. El ajo se empleaba también como amuleto contra el mal de ojo; para esto, se tomaban siete ajos, se ensartaban en un cordel de cáñamo y se llevaban colgados del cuello durante siete sábados; de ese modo uno quedaba libre de hechizos para toda la vida. Se cree que si llevas un diente de ajo encima cuando estás en el agua, estás a salvo de ahogarte. Las ristras de ajos repelen a los ladrones y alejan a las personas envidiosas.

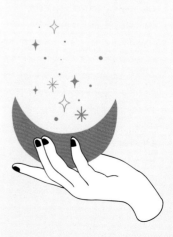

Cichorium intybus

ACHICORIA

Simbología: impulsor de la pasión • **Elemento:** Aire • **Cuerpo celeste:** Sol • **Signo del zodíaco:** Acuario • **Poderes:** nos libra de engaños y fraudes

La achicoria es una planta herbácea de la familia de las asteráceas e incluye dos especies cultivadas y seis silvestres. Su origen se sitúa en las regiones mediterráneas y, según los historiadores, ya era conocida y cultivada en el antiguo Egipto. Los romanos tomaban sus hojas crudas o como verdura cocida por sus propiedades medicinales.

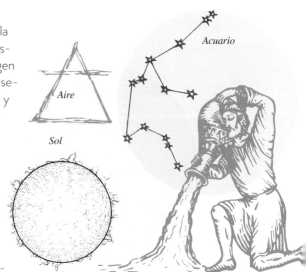

El nombre de esta planta con hermosas flores azules significa «saliendo del campo». Es una planta perenne y muy resistente a la sequía. Crece a lo largo de las orillas de los ríos y caminos, pero también cerca de asentamientos en terrenos baldíos. Medicinalmente se aprovecha la raíz. Está demostrado que los enfermos del hígado mejoran sensiblemente cuando ingieren infusiones de achicoria. Es una planta que se abre cuando sale el sol y se cierra al atardecer. Por este motivo en muchos lugares la llaman la «Flor del Sol».

Poderes ancestrales

Los mitos sobre esta planta siempre han hecho referencia a historias de desengaños y gran tristeza. Antiguamente se decía que las achicorias con flores azules simbolizaban a los seres humanos malignos, mientras que las que tenían flores blancas representaban a los hombres virtuosos.

En la antigua Roma vendían sus semillas por sus propiedades prodigiosas para superar las penas y proporcionar felicidad. Sin embargo, no debía arrancarse la raíz con la mano, sino con un instrumento de oro o con el cuerno de un ciervo, el cual simbolizaba la aureola solar. Este rito solo lo practicaban las mujeres. Además, si se llevaba encima la raíz, el poder era más efectivo. Un viejo canto popular austríaco nos cuenta la historia de una joven doncella que durante siete años lloró la muerte de su amado fallecido en la guerra. La doncella aseguró que no dejaría de llorar hasta que los dioses la convirtieran en achicoria, ya que sabía que el poder de esta planta mágica le pondría en contacto con su amante fallecido y todas sus penas quedarían disuadidas.

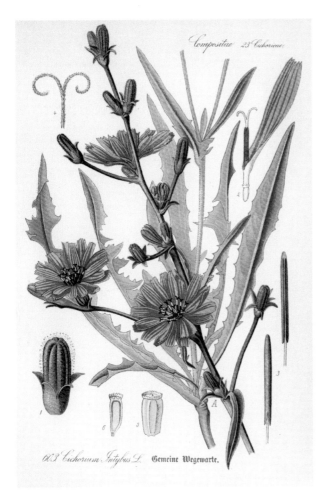

En la imagen, *Cichorium Intybus. Flora von Deutschland, Österreich und der Schweiz,* del ilustrador y botánico alemán Otto Wilhelm Thomé (1905).

La achicoria aleja los estados depresivos, calma a las personas que transmiten tristeza y malestar. Ayuda a superar todo tipo de obstáculos. Antiguamente existía la creencia de que quien tomaba achicoria se volvía invisible, y de esta forma quedaba protegido de cualquier mal. Es una de las plantas más comunes en rituales para destruir todo tipo de energías negativas.

Su raíz envuelta en un paño blanco es uno de los amuletos más poderosos contra los hechizos malignos que provocan una alteración en el estado de ánimo.

USOS CLÁSICOS

Existe una leyenda rumana en la que se cuenta que el Sol pidió por esposa a una bella mujer llamada «Donna Floriflor», la dama de las flores. Cuando Floriflor le rechazó, el Sol se sumió en una gran tristeza y se vengó de ella transformándola en achicoria, de forma que tuviera que mirarlo desde el amanecer hasta el atardecer.

Según algunas leyendas medievales, la achicoria resultaba muy eficaz para conjurar el poder de las brujas. Muchas veces, se asociaba a otras plantas, como la ruda, para potenciar sus efectos como antídoto contra las energías negativas y para conjurar el mal. Antiguamente se creía que con la achicoria se podía combatir el peligro de ser engañado por alguien.

Uno de los poderes mágicos de la achicoria es la capacidad que tiene esta planta para superar los obstáculos. Es tal la energía positiva que transmite que podrás superar todos los retos y alcanzar las metas que deseas. Uno de los rituales para que esto ocurra es quemar hojas de achicoria y dejar que su humo se esparza en el hogar. Como gran protectora que es esta planta, aísla de las penas y ayuda a mantenerse en forma tanto física como mentalmente.

Crocus sativus

AZAFRÁN

Simbología: amor y nuevos inicios • **Elemento:** Agua • **Planeta:** Venus • **Signo del zodíaco:** Piscis • **Poderes:** recibir mensajes del otro mundo

El azafrán es originario del sudoeste asiático, aunque fueron los botánicos asirios los que documentaron la especie por primera vez en el siglo VII a. C. Pertenece a la familia de las iridáceas. Se caracteriza por su sabor amargo y su intensa fragancia.

El nombre de azafrán hace referencia a la sustancia que se extrae de sus estigmas, ya que en árabe la palabra «sa´faran» significa ser amarillo. Procede de los tres estigmas secos y rojos de la flor *crocus savitus*, una planta que alcanza cerca de 15 cm. La flor se caracteriza por tener tres estigmas rojos y tres amarillos, sin embargo, solamente los rojos son aprovechables.

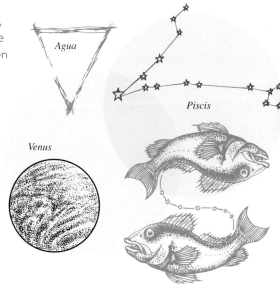

Poderes ancestrales

El cultivo del azafrán se remonta a 3000 años atrás. Si bien fueron los asirios los que documentaron la especie por primera vez, hay frescos que datan del 1600-1500 a. C, originarios de la Creta minóica que muestran la recolección del azafrán. En Egipto, el azafrán era muy valorado. De hecho, se cargaban navíos enteros desde Grecia para que los faraones se valieran de él, por ser una planta de grandes propiedades mágicas. Cleopatra lo utilizaba como cosmético y para realizar conjuros de amor. Y Alejandro Magno realizaba baños de azafrán para curar sus heridas.

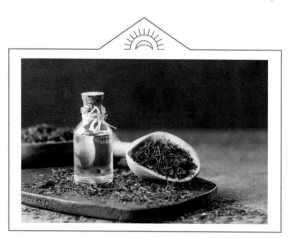

Para los sumerios, el azafrán era una planta que curaba la tristeza. Preparaban pócimas y brebajes con sus flores como un remedio para combatir la melancolía. En la antigua Persia también se empleaba con el mismo fin y para rituales de ofrenda a los dioses. Los

persas refrescaban con azafrán sus sábanas y almohadas porque creían que los poderes mágicos de esta flor eran relajantes e inducían al sueño. Además, preparaban infusiones de azafrán como remedio para subir el ánimo. Y se colgaban del cuello una bolsita de azafrán para ahuyentar las penas.

> «El hecho de que la flor de azafrán solo dure un día, ha envuelto esta planta en numerosos mitos y leyendas».

En la Edad Media, los médicos lo recomendaban para purificar las casas y eliminar las malas presencias que traían las enfermedades. La gente debía quemar azafrán en sus chimeneas para conseguir la purificación del ambiente. A lo largo de la historia, el azafrán se ha empleado para combatir la irritabilidad, la tristeza, la desazón y el abatimiento.

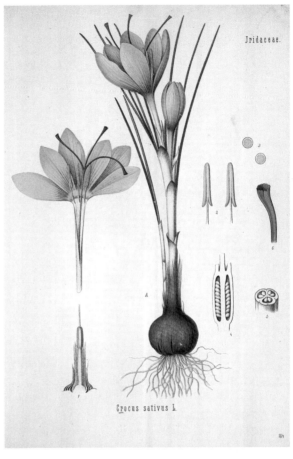

Lámina de *Crocus Sativus*, del libro *Plantas Medicinales de Köhler*. Alemania, 1863-1914.

DEL COLOR DEL SOL

En los embalsamamientos, los egipcios impregnaban las últimas capas de lino con azafrán antes de envolver los cuerpos de los fallecidos con ese tejido, de modo que el color amarillo se convertía en el símbolo del color del Sol, su dios Ra. Aparte de la protección que consideraban que les otorgaba el azafrán a los muertos, era también un modo de ahuyentar las penas en su viaje al más allá.

Datura stramonium

ESTRAMONIO

Simbología: visiones ancestrales • **Elemento:** Agua • **Planeta:** Venus
• **Signo del zodíaco:** Cáncer • **Poderes:** atracción de los espíritus

El estramonio pertenece a la familia de las solanáceas y cuenta con más de 13 especies. Es originario del continente americano, aunque se ha demostrado que esta planta ya existía en la India, y en Oriente Medio en la época precolombina y en el medioevo también en Europa. Tradicionalmente ha sido utilizada por diferentes pueblos indígenas, tanto por sus propiedades alucinógenas como medicinales. Contiene unos 70 alcaloides, pero los más destacados son la hiosciamina, a la que debe sus propiedades sedantes y, en menor medida, la hioscina, escopolamina y atropina.

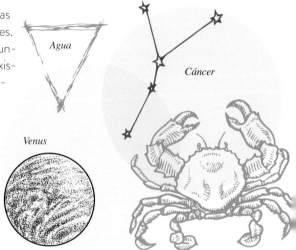

Agua

Venus

Cáncer

Poderes ancestrales

Al estramonio se le conoce como la droga que hacía volar a las brujas. Se cuenta que aplicaban en el palo de la escoba un aceite elaborado con esencia de estramonio para alcanzar el éxtasis. Es una planta mítica de la brujería y durante milenios ha estado relacionada con aquelarres y conjuros en los que, por sus propiedades narcóticas, invocaban al demonio. Los pueblos aborígenes, desde Colombia hasta Chile, consideraban el estramonio un alucinógeno y lo empleaban en medicina ritual. Tradicionalmente se ha utilizado en los rituales de iniciación, para inducir sueños, paliar las penas, comunicarse con ancestros, adquirir poderes ocultos y predecir el futuro.

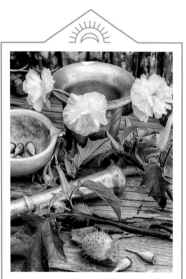

«El estramonio era una planta sagrada para el pueblo azteca».

Los indios algonquinos del este de América del Norte tenían la tradición de llevar a los jóvenes de las tribus a una zona apartada y les daban de beber un brebaje llamado «*wysoccan*», elaborado a base de estramonio, con la finalidad de erradicar los malos recuerdos de la infancia. Dicho brebaje se administraba durante 20 días. Sobrevivir a esta prueba se entendía como un rito de iniciación a la madurez. Uno de los principales poderes del estramonio es el de romper maleficios y protegernos de sueños malignos. Tiene un enorme poder para conectarnos con los seres queridos que ya no están entre nosotros. Además, refuerza nuestra telepatía para prevenir las energías negativas y ayudar a combatir los malos pensamientos a quienes pasan por estados de tristeza, provocando, por el contrario, sentimientos de buena voluntad.

Ha sido la planta de los aquelarres, de los adivinos y de los ritos chamánicos. Su estrecha relación con el esoterismo se debe a los alcaloides que contiene, que provocan alucinaciones durante horas. El estramonio desprende un olor fuerte y desagradable, por ello es una planta que se conoce también con el nombre de «hierba hedionda».

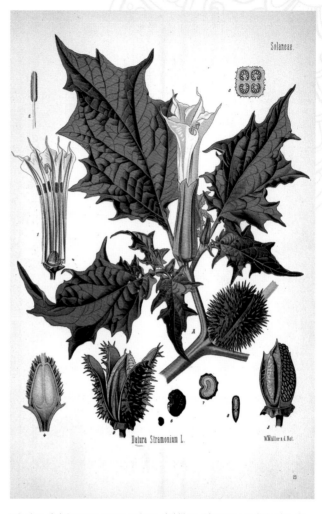

Lámina del *Datura stramonium,* del libro *Plantas Medicinales de Köhler.* Alemania, 1863-1914.

RECETA CONTRA EL MALESTAR

El jugo que se extrae de la espina del estramonio, hervido con grasa de cerdo, alivia el decaimiento provocado por estados emocionales de debilidad y confusión, protege nuestra vulnerabilidad cuando nos sentimos abatidos o padecemos un estado de pena profundo.

Hypericum perforatum

HIERBA DE SAN JUAN

Simbología: adivinación, felicidad, salud y amor • **Elemento:** Fuego • **Cuerpo celeste:** Sol • **Signo del zodíaco:** Sagitario • **Poderes:** gran fuerza espiritual para superar la melancolía

La hierba de san Juan pertenece a la familia de las hipericáceas. Es originaria de las zonas más templadas de Europa y Asia, pero se ha extendido a regiones con climas similares, y actualmente está considerada una hierba invasora, que puede encontrarse fácilmente en muchas zonas de clima cálido.

Se ha utilizado durante siglos para tratar muchas dolencias y alteraciones del estado de ánimo, concretamente la depresión. El griego Hipócrates la empleaba como un gran remedio antiinflamatorio. Tiene propiedades para aumentar la autoestima. Ya desde muy antiguo se utilizaba para tratar los estados de melancolía, los terrores nocturnos y la ansiedad. Es muy eficaz para combatir el mal de ojo.

Poderes ancestrales

En la Edad Media, este llamativo arbusto de flores amarillas se vinculó a las brujas que festejaban la noche mágica de San Juan. Se lo conocía como «*fuga daemonium*» por la creencia de que ahuyentaba los demonios y las fuerzas del mal, y limpiaba los espacios viciados. En los pueblos se quemaban manojos secos de esta hierba en las puertas de las iglesias y de las casas porque el olor que desprendía alejaba todo tipo de maldad. Actúa como un poderoso antidepresivo y sus beneficios terapéuticos en el tratamiento de la depresión leve o moderada son reconocidos en todo el mundo. Por el contrario, no debe mezclarse con sustancias químicas ya que sus efectos podrían provocar ansiedad, agitación y nerviosismo. Se

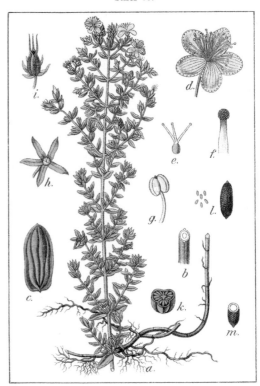

Tafel 60.

Hartheu, Hypericum perforatum.

Lámina botánica de *Hypericum perforatum*, extraída de *La flora de Alemania en imágenes*, de *Johann Georg Sturm*, 1796.

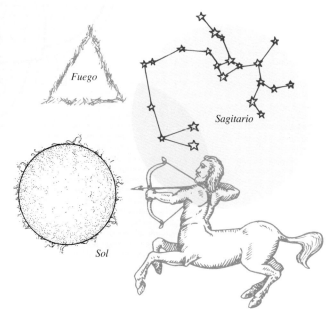

Fuego

Sagitario

Sol

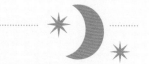

HIERBA DEL SOL

En la tradición celta representaba al Sol, y recibía el nombre de «*sol terrestis*», Sol por el dios Hiperión, hijo de Urano, que era el dios del cielo y de Gea, diosa de la tierra. Cuenta la leyenda que la hierba de san Juan protegía a los que vagaban por los bosques de las travesuras de los hados.

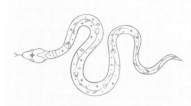

cree que esta planta actúa como un mago. Por tratarse de una hierba tan hermosa provoca una explosión de energía y de luz cuando todo a nuestro alrededor es oscuro y tenebroso. Tiene un gran poder protector y en momentos de decaimiento y tristeza puede salvarnos de la melancolía y la desesperación, y si se lleva encima nos ayuda a localizar a seres mágicos, seres con buenas intenciones y que nos proporcionarán positividad y paz espiritual.

«Esta hierba la utilizaban las brujas para quemarla en rituales y aquelarres la noche mágica de san Juan, de ahí precisamente procede su nombre».

En la antigua Grecia estaba considerada una planta mágica y se celebraban rituales y hechizos para expulsar el espíritu de las tinieblas y exorcizar a las personas poseídas. Los antiguos campesinos griegos colgaban ramos de hierba de san Juan en las puertas de sus graneros para proteger las recolectas de los diablos y malos espíritus. Según cuenta la leyenda religiosa, la planta brotó de las gotas de sangre que derramó Juan el Bautista al ser decapitado. Y cuando se estrujan los pétalos de la flor, surge un líquido rojo que se ha relacionado con la propia sangre del religioso.

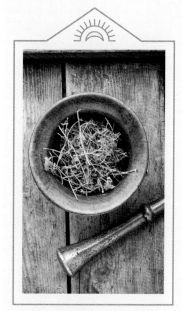

La hierba de san Juan levanta el ánimo y ayuda a cicatrizar el dolor provocado por las penas.

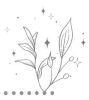

Mentha piperita

MENTA

Simbología: alimenta sueños y nuevos afectos • **Elemento:** Aire • **Planeta:** Venus
• **Signo del zodíaco:** Acuario • **Poderes:** curación y prosperidad

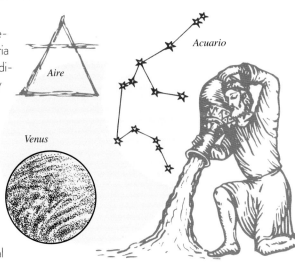

Aire

Venus

Acuario

La menta es una planta herbácea que pertenece a la familia de las lamiáceas. Es originaria de Asia Central y de toda la región del Mediterráneo. Se trata de una planta perenne y aromática. Posee estolones subterráneos y superficiales que hace que sea invasiva. Las hojas se disponen en pares opuestos y simples, y a menudo con margen dentado. Las flores, de color blanco o púrpura, surgen en espigas terminales con cuatro lóbulos desiguales. El fruto es una cápsula con cuatro semillas.

Su nombre deriva del latín *menta*, nombre griego de la ninfa «Mente», que se asociaba al río Cocito. Mente era amante de Hades, dios griego del inframundo. Perséfone, su esposa, celosa al enterarse de que su marido la quería abandonar por esa ninfa, fue a su encuentro y la pisoteó con la intención de matarla. Sin embargo, no lo consiguió, ya que milagrosamente, Mente, para protegerse, se convirtió en la planta sagrada.

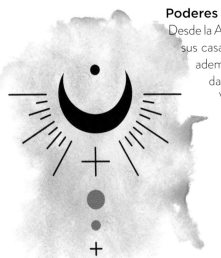

Poderes ancestrales

Desde la Antigüedad, todos los brujos y chamanes tenían menta en sus casas para protegerse de las energías negativas, y porque, además, les otorgaba una gran fuerza para vencer las adversidades espirituales. La menta, considerada por la diosa Venus como una planta sagrada, era capaz de excitar sexualmente y, al mismo tiempo, de impedir la procreación. Los romanos elaboraban las llamadas «*Coronae Veneris*», unas coronas destinadas a los jóvenes cónyuges como amuleto de la suerte. En el mundo islámico, la menta era una promesa de amor y, concretamente en Japón, era uno de los afrodisíacos más preciados.

No obstante, uno de los poderes mágicos más valorados de la menta es el de fortalecer nuestro estado de ánimo, sobre todo cuando nos invade la tristeza y

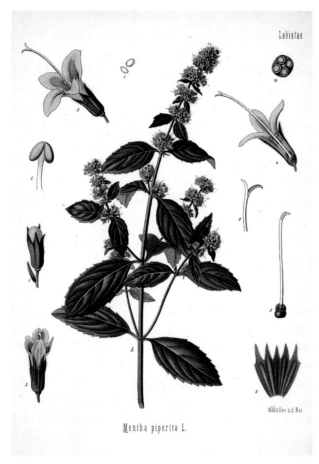

Lámina de *Mentha piperita*, del libro *Plantas Medicinales de Köhler*. Alemania, 1863-1914.

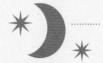

MUCHOS USOS

Ante la necesidad de aclarar la mente a causa de una situación de desorientación y de duda que produce malestar y tristeza, una infusión o un té de menta ayuda a atravesar el caos mental. Frotar las sienes con hojas de menta para estimular los sentidos, despejar dudas y fortalecer el ánimo.

La menta se ha utilizado de muchas maneras en la brujería a lo largo de la historia. Habitualmente, se utilizaban amuletos, pócimas y hechizos destinados a atraer el amor o la lujuria. Fomenta la excitación sexual y, por ello, la unión entre los amantes. No en balde era una de las plantas preferidas de la diosa Venus, que, como hemos dicho, la consideraba sagrada.

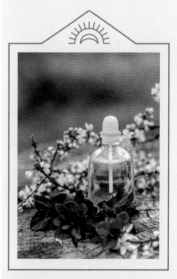

la melancolía. Se trata de una planta muy eficaz si queremos romper con las rachas de mala suerte, y si llevamos una ramita de menta encima no seremos víctimas de engaños y nos alejará de las personas con malas intenciones.

Se dice que la fragancia que desprende la menta puede ayudarnos a conciliar el sueño. Si colocamos unas ramitas debajo de la almohada nos ayudará a soñar con nuestro futuro. También se utiliza en rituales de purificación y viajes ancestrales.

La menta ha sido usada desde antiguo en muchos rituales y con fines esotéricos. En China se utiliza como hierba de purificación desde hace miles de años.

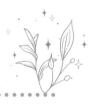

Ocimum tenuiflorum

TULSÍ

Simbología: fortaleza y armonía • **Elemento:** Fuego • **Cuerpo celeste:** Sol
• **Signo del zodíaco:** Aries • **Poderes:** refuerza el estado emocional y combate las tristezas

El tulsí es una planta aromática que pertenece a la familia de las lamiáceas. Es originaria del subcontinente indio, Malasia y diferentes partes de Asia tropical y subtropical. Sus tallos son cuadrangulares y sus hojas de color verde o morado. Las flores son blancas, rosas o de color lavanda. El aceite esencial que contienen sus hojas le proporciona su aroma característico. A esta planta se la conoce también con el nombre de «albahaca sagrada».

El nombre tulsí significa «el incomparable». Algunos mitos y leyendas que aparecen en los Puranas, antiguos textos de la India, señalan la importancia del tulsí en las ceremonias religiosas donde purificaban el ambiente y creaban un espacio sagrado.

Poderes ancestrales

Esta planta se la conoce en el mundo ayurvédico como «la reina de las hierbas» por sus numerosas propiedades. Su uso se remonta a más de 5 000 años. Por ser una planta adaptógena, una categoría de plantas que tienen el poder de equilibrar las respuestas energéticas del organismo, contribuye a paliar el estrés y soportar mejor la pérdida y el duelo;

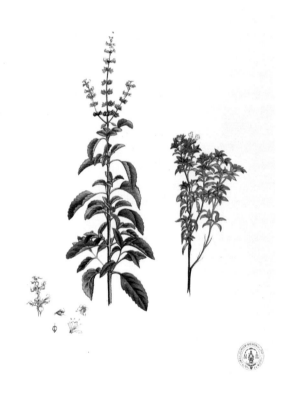

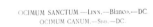

Lámina de *Ocimum tenuiflorum*, del libro *Flora de Filipinas*, 1880-1883.

además, potencia la energía, restaura el equilibrio emocional y la armonía. Cuenta una leyenda hinduista que Indra, rey de los dioses del cielo, servía a Krishna, héroe de la dinastía Yadu y a

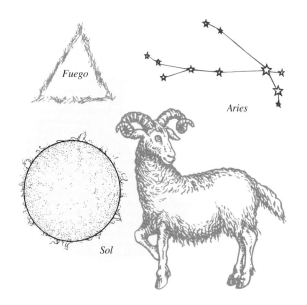

Fuego

Aries

Sol

todos sus devotos. Este dios actuaba como guardián de la tierra sagrada del Vindrava, ciudad de peregrinaje y adoración. Aunque era un dios representado con forma humana, los textos antiguos dicen que el mismo Krishna lo bendijo para que tomara la forma de la planta del tulsí, o «albahaca sagrada», y así, allí donde creciera, convertiría la tierra en un lugar sagrado, donde liberarse de las tristezas y energías negativas y poder llenarse de esperanza.

«El tulsí es una planta que encarna lo divino, ayuda a limpiar el aura y llena el corazón de paz y bondad».

En la antigua Grecia, el uso del tulsí en la medicina herbal estaba reservado a los miembros de las familias reinantes, lo que hizo que pasara a conocerse como la «hierba real». En el mundo cristiano, con la madera y las semillas del tulsí se hacían rosarios que facilitaban la meditación y la oración para potenciar la conexión de las personas con sus seres queridos ya fallecidos.

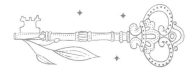

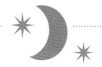

FLOR DEL TAJ MAHAL

El emperador musulmán Sha Jahan, construyó entre 1632 y 1654 el palacio del Taj Mahal en la ciudad de Agra, en el norte de India. Este monumento funerario en mármol blanco es un imponente conjunto de edificios que el emperador hizo construir en honor a su querida esposa Mumtaz Mahal, que había muerto al dar a luz a su primer hijo.

Una vez terminado el monumento, el Sha Jahan ordenó plantar alrededor de este palacio, miles de plantas de tulsí para evitar que el mármol blanco se oscureciera y como homenaje a los poderes de esta planta de conexión con lo divino y los seres perdidos.

El emperador Sha Jahan le construyó a su amada el monumento funerario más hermoso que nadie pudo imaginar jamás, el famoso mausoleo Taj Mahal.

Durante las celebraciones del Urs, en las que se conmemora el aniversario de un santo o de una personalidad, se abren al público las tumbas de la pareja real. Esta es la única vez al año que eso sucede.

Papaver rhoeas

AMAPOLA

Simbología: amor y recuerdos • **Elemento:** Agua • **Cuerpo celeste:** Luna
• **Signo del zodíaco:** Escorpión • **Poderes:** muerte, fertilidad y sueños

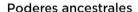

No se sabe con seguridad cuál es el origen de la amapola, pero lo que sí se sabe con certeza es que se extiende por toda Europa, Asia y África. Pertenece a la familia de las papaveráceas. Las flores, de color escarlata intenso, poseen cuatro finos pétalos. A las semillas de las amapolas se les atribuye propiedades sedantes, muy beneficiosas para relajar el sistema nervioso y reducir el estrés y la ansiedad.

En Persia, esta flor era el símbolo del amor, la felicidad, la sexualidad y la pasión. Los egipcios consideraban la flor de la amapola un símbolo de belleza y juventud en la mujer. En el Alto Egipto, los campos estaban sembrados de amapolas. Se les daba a los enfermos para combatir infecciones y a los niños para que dejaran de llorar. En las tumbas de los faraones ponían grandes ramos de esta flor como muestra de eterna juventud.

Poderes ancestrales

Las flores y las semillas de amapola se han ido utilizando en la brujería desde tiempos inmemoriales. Para curar la infertilidad de las mujeres y combatir la tristeza que eso les producía, los curanderos les ponían semillas de amapola en el calzado y esparcían pétalos de esta flor por toda la casa. Cuando los pétalos se secaban los quemaban en el horno, pues creían que la pena que sentían, desaparecería por la chimenea. Otro ritual de brujería habitual era verter semillas de amapola en una botella de vino y tomar una copa en ayunas durante cinco días. Al

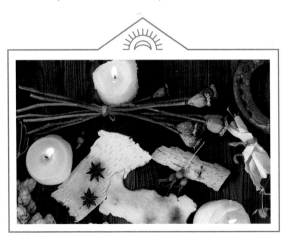

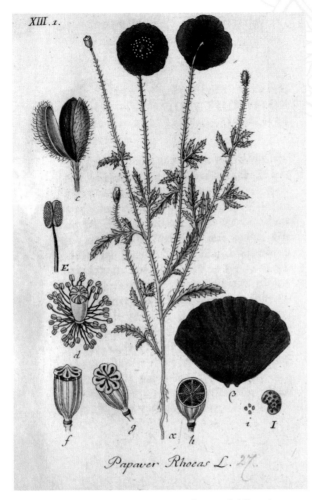

XIII.1.

Papaver Rhoeas L. 27.

Antigua lámina botánica de *Papaver rhoeas,* del libro *La flora de Alemania en ilustraciones de la naturaleza,* de Jacob Sturm, 1798.

sexto día, el embrujado podía comunicarse con el mundo espiritual y tener sueños premonitorios, ahuyentando cualquier tristeza y negatividad.

Antiguamente, la amapola era la flor más utilizada en rituales en los que se hacían ofrendas a los difuntos. En la literatura persa estaba considerada la flor del duelo y la tristeza, y simbolizaba a todos los que habían fallecido por el sufrimiento de un enamoramiento. Cuenta la leyenda que Deméter, diosa griega de la agricultura, estaba enamorada de un joven gobernante. Cuando su amado murió, la diosa lo convirtió en amapola para conmemorar todo el amor que se habían brindado y quedara, de ese modo, encarnado en esa flor.

La amapola es la flor mágica por excelencia. Además de los poderes mencionados, es muy adecuada para los hechizos y reencuentros amorosos. Se dice que si uno lleva semillas de amapola en el bolsillo nunca le faltará el amor.

UNA FLOR PARA ENCONTRAR RESPUESTAS

Si nos encontramos en un estado de decaimiento o tristeza y deseamos encontrar respuesta a múltiples preguntas que nos inquietan, debemos escribirlas en un papel blanco con tinta azul. Luego meteremos el papel dentro de una vaina de amapola y la colocaremos debajo de la almohada. Las respuestas a estas preguntas aparecerán en nuestros sueños.

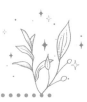

Rhodiola rosea

RHODIOLA

Simbología: refuerzo energético • **Elemento:** Fuego • **Planeta:** Tierra
• **Signo del zodíaco:** Tauro • **Poderes:** reduce los síntomas de depresión y ansiedad

La rhodiola pertenece a la familia de las crasuláceas. Es originaria del norte de Eurasia (Siberia) y crece en todo el litoral del Ártico, así como en la falda de grandes montes como el Himalaya, los Alpes y los Cárpatos.

La raíz de de la rhodiola crece de forma salvaje, especialmente en las zonas más altas de Europa y Asia. Es muy resistente e incluso sobrevive a periodos prolongados de sequía y frío, aunque crece mejor en un sustrato ligeramente húmedo. Puede alcanzar unos 20-30 cm de altura y huele maravillosamente a rosas cuando se corta.

Los vikingos y los habitantes de Siberia utilizaban la rhodiola, por sus propiedades de resistencia y para reducir el estrés. En Siberia, suelen decir: «La gente que bebe té de rhodiola tiene más de cien años». Similar al ginseng, se dice que aumenta la memoria y la capacidad de concentración y estimula la potencia y la resistencia. En China, se la conoce como la planta de la «raíz de oro», y ya era

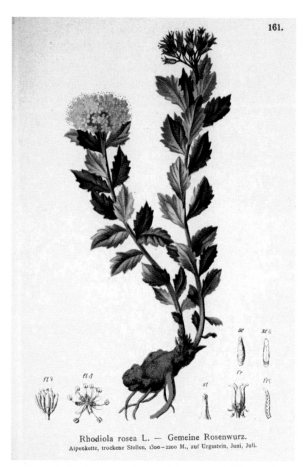

Antigua lámina botánica de *Rhodiola rosea*, del libro *Atlas de la flora alpina*, 1882.

famosa para muchos emperadores debido a su poder curativo y terapéutico.

Poderes ancestrales

Según una leyenda sueca, fue de la *rhodiola rosae* de donde los vikingos obtuvieron su increíble fuerza y su inquebrantable resistencia. Incluso hoy en día, los siberianos recién casados reci-

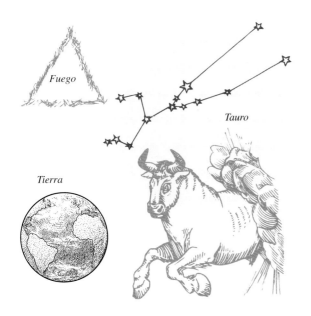

Fuego

Tierra

Tauro

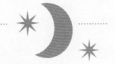

FUERZA RAÍZ

Las personas que toman infusiones a base de raíz de rhodiola quedan asombradas al notar sus efectos positivos, como la recuperación de energía y el bienestar psíquico, ya que pone en alerta a todo nuestro organismo y le permite responder con mayor rapidez, como si fuera un entrenador que ayudase al organismo a funcionar mientras aprovecha sus mejores capacidades.

En Ucrania se cuenta que el príncipe Danila Galitsky (siglo XIII), cuyas proezas amorosas siguen alimentando la imaginación popular, debía su fuerza a la famosa raíz dorada de la rhodiola.

ben como regalo de boda raíces de esta planta con el fin de que den a luz a niños sanos.

En la antigua Grecia, uno de los mitos más célebres es el de Jasón y el vellocino de oro. Este mito nos cuenta que el héroe Jasón fue enviado por su tío Pelias a la Cólquida, la actual Georgia. Pelias le había prometido el trono a Jasón si lograba recuperar el vellocino de oro, la piel de un carnero legendario que había sido confiado a un dragón para que lo custodiara. Tras múltiples aventuras, Jasón llega por fin ante el rey Eetes, poseedor del vellocino. Su hija Medea, maga experta en la preparación de pócimas y brebajes elaborados con plantas, le entregó a Jasón una fórmula mágica que le permitiera vencer al dragón. Esta pócima se hizo a partir de una flor del Cáucaso nacida de la sangre de Prometeo. Dicha flor era la rhodiola.

Esta planta se recomienda particularmente a las personas que desean mejorar su bienestar general, su estado psíquico y su rendimiento intelectual. También es muy recomendable para aquellas personas que, por su naturaleza, suelen padecer angustia y se sienten abatidos y tristes. Ante una situación adversa como un divorcio, la pérdida de un trabajo o bien la de un ser querido, es aconsejable hacer un tratamiento a base de rhodiola durante un tiempo, siempre bajo control médico, ya que es un buen remedio para levantar el estado de ánimo.

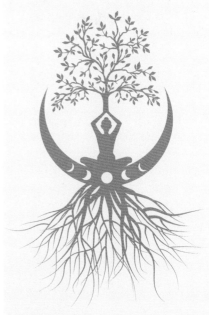

CLAVO

Simbología: destierro, amor y protección • **Elemento:** Fuego • **Planeta:** Júpiter • **Signo del zodíaco:** Leo • **Poderes:** fomenta la vida amorosa y protege la salud

El clavo es un árbol de la familia de las mirtáceas originario de Indonesia, concretamente de las islas Maluku, también llamadas Islas de las Especias. Se trata de un árbol perenne, que alcanza entre 10 y 20 metros de altura. Cuando sus yemas florales adquieren un color rojizo brillante ya están listas para la recolección.

Su uso es popular en toda Europa y Asia, y en Indonesia se fuma en una especie de cigarrillo llamado *kretek*. Los clavos de olor se emplean como incienso en la cultura china y japonesa. En la India se utilizan en la medicina ayurvédica, sobre todo como aceite calmante. Durante la Edad Media, el clavo fue comercializado por los árabes a través de las distintas rutas marítimas.

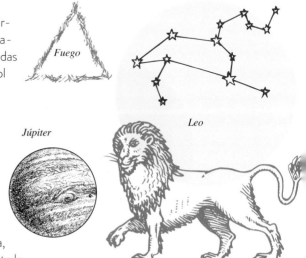

Fuego

Júpiter

Leo

Poderes ancestrales

Desde la antigüedad hasta nuestros tiempos, los clavos se suelen mezclar con naranja para elaborar un potente hechizo de protección. En las Islas Molucas, por cada niño que nacía se plantaba un árbol de clavo, porque se asociaba a la alegría y la salud. El clavo está considerado un gran depurativo natural que proporciona una enorme energía vital, ahuyentando los estados de penas y tristezas. Ayuda a fortalecer las relaciones de amistad y aleja a los enemigos. Su significado esotérico se debe a su fuerte fragancia, pues en los pueblos primitivos comenzó a utilizarse para ahuyentar a los fantasmas que traían dolores y penas. El eugenol es la sustancia responsable de su característico olor y de sus propiedades estimulantes.

Se trata de una especie que ha estado siempre presente en rituales y hechizos, y los jóvenes solían llevar clavo en los bolsillos como amuleto para atraer la felicidad. De hecho, el clavo ahuyenta las desdichas y el negativismo. Un baño con clavo potencia las energías positivas de nuestro cuerpo, así como elimina las que afectan negativa-

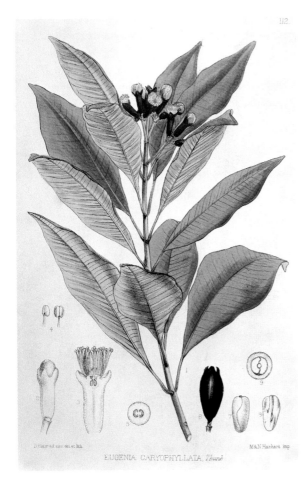

Lámina botánica de *Syzygium aromaticum* (1915).

mente a nuestra aura. De hecho, disminuye el estrés, el insomnio y las tristezas y fortalece el estado de ánimo. Es especialmente apropiado para combatir la ansiedad y estados anímicos bajos.

> «Si metemos unos clavos en una bolsita de tela de color blanco y la ponemos debajo de la almohada, equilibrará nuestras emociones».

Cuentan que hace mucho tiempo, en la India, los enamorados masticaban clavo de olor antes de sus encuentros amorosos, pues creían que era un excelente afrodisíaco. Su olor característico ya se utilizaba en la Antigüedad para ahuyentar las desdichas. Para mantener vivo el deseo, se prepara un litro de jerez con dos cucharadas de jengibre, una cucharada de canela y dos cucharadas de clavos de olor. Se aneja durante 15 días y se toma un vaso diario a lo largo de un mes, se descansa una semana y se reanuda la ingesta.

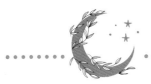

BAÑOS DE CLAVO

En la magia gitana, era costumbre disfrutar de los baños de clavo para ahuyentar el mal de ojo. Introducían en la bañera una pócima a base de siete clavos de olor, tres ramas de canela, una cucharada de miel y un litro de agua bendita, y aconsejaban que, al salir de la bañera, dejaran secar el cuerpo al aire, de forma natural para que el efecto fuera inmediato.

Thymus vulgaris

TOMILLO

Simbología: coraje, valor y fortaleza • **Elemento:** Agua • **Planeta:** Venus • **Signo del zodíaco:** Escorpión • **Poderes:** quema y purifica los espacios

El tomillo es un arbusto de la familia de las labiadas. Originario de la costa mediterránea española se extendió hacia Francia, Italia, norte de África y América. Florece entre abril y septiembre. El mes de mayo es el momento idóneo para su recolección y en el que sus principios activos son más potentes. Sus tallos son leñosos en la base y herbáceos en la parte superior, y tienden a ramificarse. Sus hojas son diminutas y abundantes. Las flores son de color blanco o rosa violáceo. El tomillo prefiere suelos áridos, pobres y bien drenados, con una exposición considerable a la luz solar, y soporta bien las sequías.

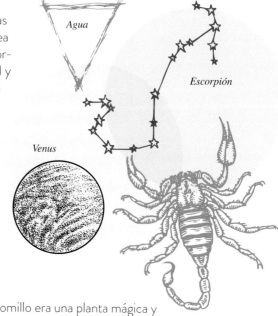

Poderes ancestrales

Los antiguos griegos consideraban que el tomillo era una planta mágica y poderosa, porque creían que era una hierba que había nacido directamente de las lágrimas de Helena de Troya, personaje de la mitología griega, que fue raptada por Paris, lo que desencadenaría la famosa guerra de Troya.

Cuenta la leyenda que, en la antigüedad, distintas comarcas mediterráneas se vieron expuestas a grandes tormentas, destrozando huertos y campos de cultivo, hasta el día en que empezaron a utilizar el tomillo para conjurar contra el poder destructor de la naturaleza. Celebraban hechizos y encantamientos ligados a la Madre Tierra, con los que ahuyentaban el mal, el abatimiento y las penas de sus vidas. Se llegó a creer incluso que, si el tomillo se recogía la noche de San Juan, salían las hadas a bailar alrededor de los recolectores. Los practicantes de la magia wicca, basada en la religión neopagana vinculada a la brujería y desarrollada en Inglaterra durante la primera mitad del siglo XX, siempre empleaban unas ramas de tomillo en sus rituales. Las colocaban en los rincones de sus hogares para evitar malas influencias durante dichas celebraciones.

Desde el punto de vista espiritual, el tomillo es una planta muy beneficiosa para la «curación» de la mente, especialmente para afrontar las situaciones de pérdida y de duelo. Ayuda a conectar con la naturaleza y el núcleo del universo. Y nos pone en contacto con nuestros seres queridos ya fallecidos. Los egipcios, por ejemplo, embalsamaban a sus muertos con tomillo para retrasar la descomposición de los cuerpos y poder así brindarles una despedida más digna y serena. De hecho, en los ramos funerarios incluían unas ramitas de tomillo para ayudar a los difuntos en la transición de pasar de un mundo a otro.

En la Edad Media, las damas solían colocar ramilletes de tomillo en una prenda que, luego, regalaban a sus esposos y otros caballeros para que tuvieran suerte en la batalla, y es que la planta es símbolo de valentía. Además, es una de las plantas preferidas de varios seres mágicos, como hadas y duendes.

El tomillo cuenta con un renombrado poder sanador, purificador y liberador. Ahuyenta influencias negativas en el hogar, en el trabajo o en el interior del cuerpo, fortalece nuestra aura y ayuda a rechazar las malas energías del entorno, por lo que es recomendable llevar en el bolsillo un ramillete. Un saquito verde con ramitas de tomillo nos protegerá de cualquier enfermedad y, en el caso de que queramos, recuperar un ser querido, se recomienda colocarlo debajo de su cama.

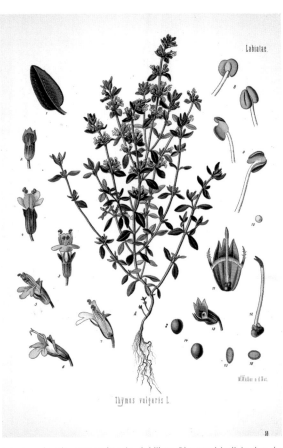

Lámina de *Thymus vulgaris,* del libro *Plantas Medicinales de Köhler.* Alemania, 1863-1914.

PLANTA PARA GUERREROS

Actualmente, se suele inhalar tomillo para purificar y limpiar el espíritu. El tomillo inspira coraje y aporta valentía a nuestros corazones. Así lo hacían ya los antiguos guerreros griegos antes de ir a la batalla.

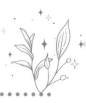

Zingiber officinale

JENGIBRE

Simbología: excitación natural • **Elemento:** Fuego • **Planeta:** Marte
• **Signo del zodíaco:** Aries • **Poderes:** cura depresiones y malas dependencias

El jengibre pertenece a la familia de las zingiberáceas. Es originario del suroriente asiático, India y China, donde ha sido valorado por sus propiedades aromáticas, culinarias y medicinales durante miles de años.

Llegó a Europa durante el comercio de especias exportadas de Oriente, si bien los antiguos griegos y romanos ya lo utilizaban. No obstante, fue Marco Polo el que, a finales del siglo XIII, la difundió por todo el Mediterráneo. Sus rizomas tiernos son jugosos, carnosos y con un fuerte sabor. Sus propiedades medicinales tanto a nivel físico como psíquico son innumerables.

Poderes ancestrales

El jengibre está vinculado a la fuerza del fuego y del sol. Se utiliza para combatir estados de

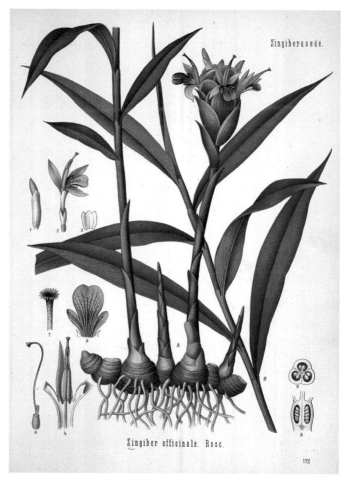

Lámina de *Zingiber officinale,* del libro *Plantas Medicinales de Köhler.* Alemania, 1863-1914.

tristeza. Es un gran estimulador de la energía corporal para quienes lo consumen. Su significado en el mundo esotérico procede de un proverbio chino que dice: «todo lo bueno se encuentra en el jengibre», razón por la que es tan usado en los países orientales. Aleja las malas vibraciones y combate el desánimo. Es una de las plantas más poderosas y nobles que existen, ya

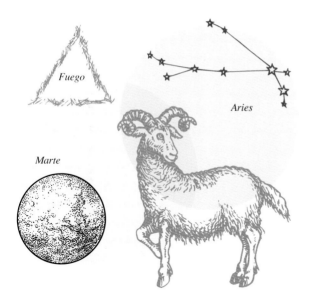

Fuego

Aries

Marte

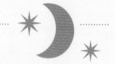

que se la relaciona con el valor, el poder y el éxito. Ayuda a las personas con problemas de socialización a abrirse al mundo, potenciando de ese modo la autoestima y la seguridad. Es un símbolo inequívoco de fuerza y protección mágica ancestral. En los hechizos y rituales se emplea como catalizador para acelerar los procesos de protección y sanación, y obtener los resultados esperados de forma efectiva. Eso sí, tengamos en cuenta que se debe utilizar en pequeñas dosis ya que su fuerza es tan grande que puede anular el poder de otras plantas y elementos que lo acompañen.

«Debido a su vinculación con el elemento Fuego, el jengibre está considerado un potente afrodisíaco».

La raíz de jengibre se consideraba sagrada, por ello los antiguos sacerdotes y sacerdotisas lo utilizaban para invocar el poder del fuego. Por ejemplo, en África, los antiguos indígenas tenían la costumbre de masticar jengibre para ahuyentar a los insectos y prevenir al mismo tiempo las picaduras mortales de los reptiles. Es una planta muy popular en el mundo del esoterismo que ya desde tiempo inmemorial se utilizaba en rituales, remedios y hechizos mágicos.

MEJOR POR LA MAÑANA

Gracias a la cantidad de cineol (eucalipto) que contiene, el jengibre ayuda a expulsar la tristeza de nuestro organismo emocional, regula los estados de estrés y provoca una sensación de felicidad al cuerpo. Es muy recomendable tomar una infusión de jengibre todas las mañanas en ayunas para mantener el organismo y el estado de ánimo en perfecto equilibrio, de tal manera que seamos resistentes a ciertas adversidades cotidianas y a estados de desánimo y de profunda tristeza.

En Asia, el jengibre se ha utilizado durante siglos para tratar diversas dolencias porque se le ha considerado un excelente elixir. También se cree que tiene una estrecha conexión con el cielo y los astros.

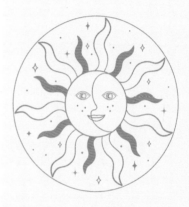

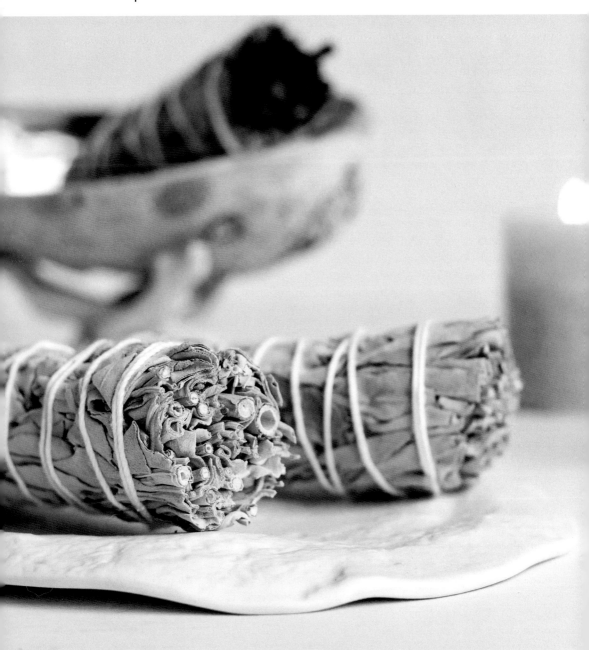

PLANTAS
para atraer la buena suerte

Desde los inicios de la historia de la humanidad, el hombre ha estado obsesionado siempre por dos temas: la muerte y el porvenir. Y a lo largo de todas las culturas se ha valido de numerosos procedimientos —hechizos, nigromancia, quiromancia, sortilegios, pócimas— para intentar adivinar el futuro. Numerosos han sido los magos y adivinos que no han dejado de lanzar sus predicciones y augurar en vano las más terribles catástrofes a lo largo de los siglos. Todas las épocas de nuestra historia están llenas de ellos. Los adivinos que echaban suertes se valían de amuletos, talismanes, brebajes y, por supuesto, de las plantas.

Los usos mágicos y poderes ancestrales de cada planta son múltiples y variados y las plantas de la buena suerte son aquellas que disipan las energías estancadas. Según el *vastu shastra*, antigua doctrina hinduista, las plantas que atraen la buena suerte, si crecen sanas y se colocan en los lugares adecuados, aumentan su capacidad de atraer la abundancia y mejoran las relaciones con los demás. Debemos aclarar que, antiguamente, cuando se hablaba de buena suerte, no significaba solo tener dinero, sino tener salud, bienestar, prosperidad y abundancia, pero no solo de cosas materiales, sino también de aquellas que no pueden comprarse, como el amor, el tiempo, la inteligencia o la generosidad. Es decir, la buena suerte no es sinónimo de dinero, sino de que uno tenga una vida próspera.

La personificación de la Naturaleza

En la Antigüedad, el paisaje mitológico otorgó un lugar privilegiado a los diferentes elementos naturales que constituyen el mundo. Ya sea mediante encarnaciones de los vientos, dioses del río, ninfas de los árboles... La naturaleza estaba íntimamente relacionada con lo divino y lo sobrenatural. Los propios dioses eran los protectores de la vegetación.

En la Edad Media, la naturaleza adquiere un carácter simbólico, la vida está condicionada por alegorías y simbologías que se instalan en la cotidianidad. El miedo a las tinieblas, a la muerte, así como la efímera existencia humana son motivos para dotar de significado simbólico la incesante búsqueda acerca de cuál es en realidad su destino. Y la posibilidad de cambiarlo.

Esta simbología queda muy bien reflejada en el famoso cuadro de finales del siglo XV, *El jardín de las delicias*, de El Bosco. Un tríptico que representa el Paraíso, la Tierra y el Infierno. En él la naturaleza es prácticamente una personificación. Tiene carácter propio, se convierte en un paisaje lleno de historias, que no son más que la vida misma. Las flores y frutas representan la dicha y el placer, los árboles del Paraíso, la palmera y el manzano, se han relacionado con el árbol de la Ciencia, es decir, el árbol de la sabiduría.

Las brujas y la buena suerte

En la Edad Media muchas de las mujeres consideradas brujas eran en realidad excelentes botánicas que aprovechaban los recursos que tenían a su alcance para remediar los problemas de salud física y mental de los miembros de su comunidad. Sabían cuándo, dónde y cómo recoger las plantas adecuadas, y, sobre todo para qué servía cada una. Utilizaban la raíz de mandrágora en rituales de protección que, junto con las hojas de ylang ylang, o flor de cananga, es una gran desinhibidora y el símbolo de prosperidad y buena fortuna.

Los libros de suertes y el tarot

Confiar en la suerte ha sido y es otra de las constantes del ser humano. Los libros de suertes adquirieron una notable popularidad en el Renacimiento, si bien empezaron a circular a finales ya del siglo XV. Se trata de un divertido juego que predice el porvenir. Se debe elegir una pregunta, y ella le remitirá a uno de los signos del zodíaco, que le ofrecerá 24 opciones. La ninfa Diana las preside, y sus ramas y árboles son las formas que adquieren estas posibilidades. Una vez elegida una opción, la suerte está echada, y el libro irá guiando a quien lo consulta a través de una serie de pasos hasta llegar al oráculo final, que otorga la respuesta definitiva. La astrología y la naturaleza están siempre presentes en los libros de suertes. Signos, ninfas, ramas, árboles y flores (cedros, palmas, laureles, jazmines, claveles y azucenas, etc.) y también los oráculos.

Hay constancia de que circulaban cartas de tarot en el siglo XV, pero hasta el siglo XIX no se convirtieron en una práctica de adivinación popular. Se utilizaban no solo para predecir el futuro, sino también como un medio de interpretación de los hechos del pasado y el presente.

La enseñanza oriental

«La energía de la abundancia obedece a la atención». Esta frase pertenece a un popular proverbio chino que nos viene a decir que la atención es muy importante para la energía en general. De nuestra atención depende qué tipo de energía captamos nosotros: pobre o rica, alegre o triste, positiva o negativa. La atención significa control sobre nuestros pensamientos y deseos. Por lo tanto, para que las plantas de la suerte sean efectivas o no dependerá de la atención que les prestemos. En China, las plantas de la buena suerte son especialmente populares durante el Festival de Primavera Chino o el Año Nuevo Lunar. Son un regalo de prosperidad y riqueza y ofrecen un amplio abanico de oportunidades para conseguir tener suerte y fortuna, como es el caso del bambú de la suerte o el crisantemo.

Las plantas y los signos del zodíaco

Infinidad de estudios y lecturas relacionan las plantas de la suerte con los signos del zodíaco. Es un elemento más para reforzar la efectividad de cada planta según el signo de la persona. Estas plantas ayudan a crecer, sanar, equilibrar e inspirar, traen prosperidad a nuestras vidas. Por ejemplo, la cinta o el lazo del amor, una planta valiente que no teme las adversidades traerá suerte a los nacidos bajo el signo de Aries, ya que son personas enérgicas y optimistas por naturaleza. Los potus, o cualquier planta de la familia de las aráceas, llevarán la suerte a los nacidos bajo el signo de Tauro. Son

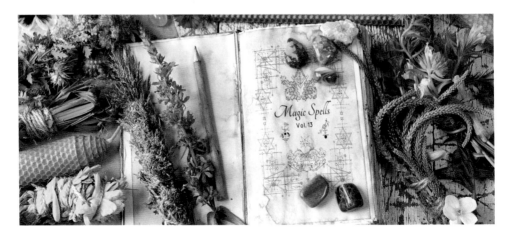

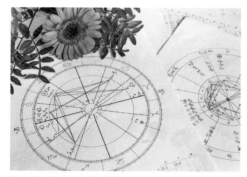
A cada signo zodiacal le corresponde una planta determinada.

plantas muy resistentes, al igual que este signo, y pueden vivir en condiciones adversas sin perder su belleza. La lavanda, planta que florece bajo el signo de Géminis, ayudará a fomentar la buena fortuna a los nacidos bajo este signo, que son personas expresivas e ingeniosas y con gran facilidad de adaptación. El eucalipto es el mejor aliado para los Cáncer, ya que son luchadores y perseverantes. El laurel, va con Leo, un signo de fuerza y prosperidad que va a su aire y no precisa grandes cuidados. El enebro traerá fortuna y prosperidad a los Libra, seres armónicos y equilibrados. La planta de la suerte para los nacidos bajo el signo de Virgo es la orquídea, ya que, como ella, tienen un encanto natural que los distingue de los demás. Las peonías y los crisantemos, de los que no podemos ignorar su belleza y atracción, traerán la fortuna a los nacidos bajo el signo de Escorpión, seres imaginativos y muy intuitivos, a la vez que intensos en el trabajo y en el amor. El bambú y el diente de león nos conecta con Sagitario; los nacidos bajo este signo siempre están dispuestos a probar cosas nuevas y son curiosos e inquisitivos. La mandrágora es una planta que potencia el carisma y eleva nuestras vibraciones, como los Capricornio, ambiciosos, conservadores, decididos, prácticos y serviciales. El boldo, de hojas redondeadas si-

milares a una moneda, será la planta de la fortuna para los nacidos bajo el signo de Acuario, abiertos, curiosos e imaginativos y que siempre cuestionan las dos vertientes de un mismo argumento, como las dos caras de una moneda, cuya metáfora encontramos en esta planta. Y por último la planta de Jade es la idónea para potenciar la suerte en el caso de Piscis, seres sentimentales, pacientes y relajados, puesto que es una planta inspiradora y purificadora del aire, igual que este signo que se preocupa del bienestar de los demás.

Las plantas aliadas de la suerte

Hay quien sostiene que el mundo está hecho de una sola energía, que puede ser cambiada según cuál sea nuestro estado emocional. Y la suerte, precisamente, evoca esta posibilidad de cambio.

Existen muchas supersticiones que afirman que es posible cambiar el propio destino con la ayuda de amuletos portadores de buenas energías capaces de atraer la suerte, como es, por ejemplo, el caso de las plantas. Pero nuestra vida no va a cambiar solo por poner algunas plantas en nuestros hogares; las plantas no van a interceder en las malas gestiones que hemos podido hacer con nuestro dinero, pero sí pueden ayudar a mejorar su rendimiento gracias al impacto psicológico positivo que provocan. Las plantas de la suerte nos proporcionan esa dosis de motivación necesaria para potenciar nuestra productividad y nuestros ingresos. Para ello, no solo hay que tener estas plantas en casa y cuidarlas, sino que es preciso creer en sus poderes, para que estos sean efectivos. En este apartado analizaremos las principales plantas de la suerte, cuyos poderes mágicos pueden contribuir a que tengamos una vida próspera y rica, no solo en el sentido material, sino también a otros niveles capaces de enriquecer nuestro estado físico y mental.

Chrysanthemum

CRISANTEMO

Simbología: riqueza • **Elemento:** Agua • **Cuerpo celeste:** Plutón • **Signo del zodíaco:** Escorpión
• **Poderes:** atrae las cosas bellas, la alegría, el amor y la longevidad

El crisantemo es una planta que pertenece a la familia de las asteráceas. Su nombre en griego significa «flor del oro». Es originaria de Europa y del norte de Asia. El cultivo de los crisantemos en China se remonta al año 1500 a. C. En Japón se empezó a cultivar a partir del siglo VIII. El crisantemo es el símbolo de la abundancia, por este motivo se convirtió en la imagen del sello imperial de este país. Durante el otoño, su época de floración, se celebran numerosos festivales y exposiciones florales, como símbolo de prosperidad, alegría, riqueza y fortuna.

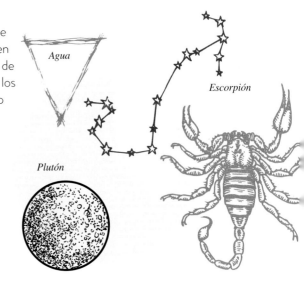

Poderes ancestrales

El crisantemo es el talismán por excelencia. Se utiliza en rituales para obtener el equilibrio, la felicidad, la armonía y la paz. Esta planta simboliza la perfección, por lo que se emplea siempre para aportar positivismo. Además, sus distintos colores adquieren distintos significados, todos ellos relacionados con las energías positivas y la buenaventura.

En China, por ejemplo, el crisantemo es símbolo de sabiduría, y en la China Imperial, los crisantemos solo podían cultivarlos los aristócratas y los nobles, y estaban prohibidos para el pueblo. En otros países orientales representa la honestidad y el bien al prójimo. En Estados Unidos, en cambio, esta flor es símbolo de alegría. El dragón, animal mitológico en China y otras culturas asiáticas, personifica el yang (masculino) y simboliza la autoridad imperial. A veces suele representarse con un crisantemo.

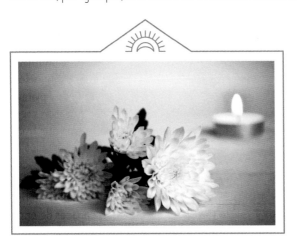

Tradicionalmente, en el mundo esotérico, los crisantemos están relacio-

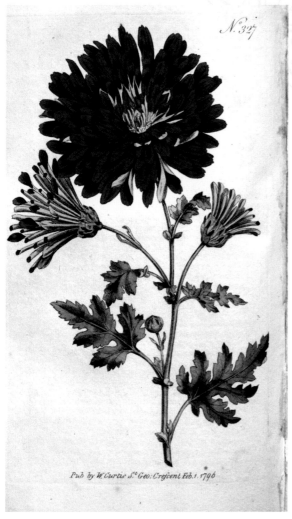

nados con los girasoles y las dalias, que representan la búsqueda de la luz y simbolizan las buenas energías, la suerte, la salud y la felicidad. Se la considera una planta mágica por muchos motivos, uno de ellos es que, en otoño, cuando las flores de otras plantas mueren, el crisantemo empieza a florecer, trae la alegría en las estaciones de frío. Su flor otoñal, desde el punto de vista ancestral, está relacionada con el sol y el fuego, que simbolizan fuerza y búsqueda de valores espirituales. A menudo se la asocia con la protección metafísica, ya que es una flor que se utiliza cuando se trabaja para conectarse con los espíritus. En la Antigüedad, los griegos llevaban guirnaldas de crisantemos porque los protegían de los seres malignos y simbolizaba la prosperidad. Se cree que la buena fortuna que proporciona el crisantemo se debe a su enorme poder para reforzar la salud mental, liberar la ira, evocar el perdón y proporcionar protección. Se dice también que su poder mágico es mayor si se quema como incienso durante el solsticio de verano con la esperanza de traer suerte a los hogares.

Lámina de botánica *Chrysanthemum* a partir de los grabados antiguos de William Curtis (1787-1817).

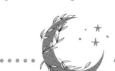

UNA FLOR PARA ATRAER SERES MÁGICOS

El crisantemo significa renovación de la naturaleza según las estaciones. Atrae la energía positiva. También se cree que sus flores son «llamadores» naturales de muchas figuras mágicas, como es el caso de las hadas y los duendes.

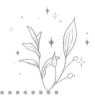

Crassula ovata

PLANTA DE JADE

Simbología: prosperidad, suerte y belleza • **Elemento:** Agua • **Planeta:** Neptuno
• **Signo del zodíaco:** Piscis • **Poderes:** activa las energías positivas

La planta de jade pertenece a la familia de las crasuláceas y es originaria de África del Sur, especialmente de Mozambique. Crece en los laterales de las montañas, en lugares rocosos, calurosos y con lluvias invernales. Posee ramas gruesas y hojas carnosas. En China es conocida como la planta de la abundancia y la buena suerte. El significado de su nombre proviene de su apariencia majestuosa y de sus hojas de un intenso color verde jade. En otoño, y durante todo el invierno, producirá numerosos ramilletes de flores blancas con cinco pétalos en forma de estrella.

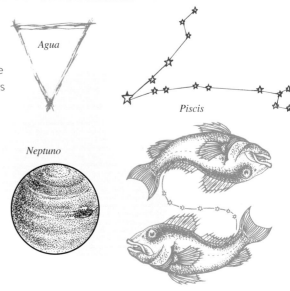

Poderes ancestrales

Cuenta la leyenda que para activar la planta de jade y obtener sus múltiples propiedades y beneficios, basta con cuidarla. Antiguamente se creía que si se colocaba la planta en el noroeste de la casa, proporcionaba poderes a los gurús, maestros que enseñaban la vida a través de libros y leyendas; sin embargo, si se colocaba en la parte suroeste atraía la suerte y la riqueza, mientras que si se colocaba en el este, atraía la armonía y la buena salud.

Según la cultura china del Feng Shui, esta planta aporta un «chi» (energía) positivo para toda la familia y ayuda a que se cumplan los objetivos.

También se la conoce como «la planta de la amistad» porque, como los amigos, requiere dedicación en sus cuidados. Existe la creencia de que su fragancia fortalece el vínculo con las personas que queremos. En

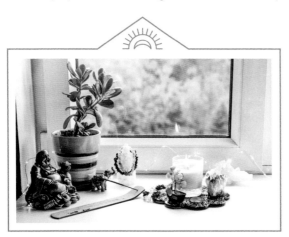

las relaciones personales también cuenta con un simbolismo muy especial, puesto que si se regala esta planta a otra persona y esta florece, su amistad será duradera e inquebrantable.

> «La planta de jade es un poderoso amuleto para atraer la fortuna, la paz y las energías positivas».

Entre sus propiedades mágicas también destaca el incremento de la creatividad y la productividad de quienes están a su alrededor, además de traerles la suerte a sus vidas.

En China, suelen colocar esta planta frente a un espejo. Se trata de un truco muy popular, porque se dice que entonces puede duplicar las ganancias e incrementar constantemente la economía. Además, tiene propiedades protectoras, ahuyenta la energía negativa y atrae la suerte y la positividad.

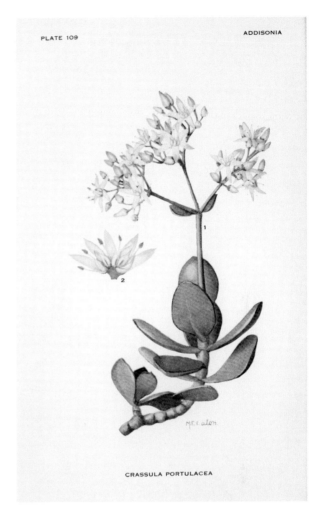

Lámina de *Crassula portulacea*, o árbol de jade, una variedad, de la revista *ADDISONIA*. Nueva York, 1916.

PARA AUMENTAR LA FORTUNA

Se la conoce como «la planta del dinero» y es que, algunos sostienen que sus hojas son similares a las monedas, por lo que se la considera un símbolo de prosperidad. Esta creencia está tan arraigada en la cultura china que mucha gente acostumbra a plantarla frente a sus negocios para atraer la abundancia e impulsar el crecimiento de sus empresas.

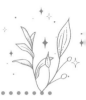

Dracaena braunii

BAMBÚ DE LA SUERTE

Simbología: Resistencia y fortaleza • **Elemento:** Agua • **Planeta:** Júpiter
• **Signo del zodíaco:** Sagitario • **Poderes:** trae suerte en los negocios y en el amor

El bambú de la suerte pertenece a la familia de las asparagáceas. Es originario de África y principalmente se comercializa en China. Esta planta está formada por un grupo de tallos delgados y flexibles que crece en las selvas tropicales. Algunas especies pueden crecer hasta 1 metro al día. Los tallos pueden quedarse muy pequeños durante varios años y luego, de manera conjunta, crecer de forma espectacular, acumulando una gran cantidad de energía. Si a sus tallos se les proporciona luz natural y agua pura pueden vivir casi una década.

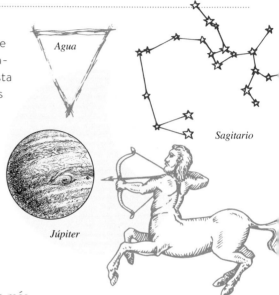

Agua

Sagitario

Júpiter

Poderes ancestrales

La historia de esta planta se remonta a hace más de 4 000 años. En la cultura asiática simboliza la buena suerte, y se suele regalar en las celebraciones de Año Nuevo y otras festividades religiosas. Esta planta no debe confundirse con

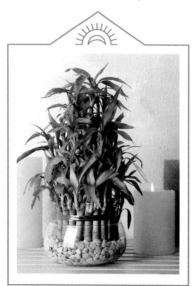

los bambúes, que pertenecen a la familia de las poáceas y nada tienen que ver con el género *Dracaena*. El bambú de la suerte se asocia a menudo con el Feng Shui. Para este antiguo sistema filosófico chino, las partes de esta planta representan los siguientes elementos: tierra, madera, agua, metal y fuego. Según la tradición china, los poderes mágicos de este bambú están ligados al número de troncos que tenga. Por ejemplo, dos troncos representan el amor; tres troncos significan felicidad, riqueza y salud; cinco troncos encarnan el equilibrio, la paz, la armonía y la abundancia; seis troncos representan la suerte y la riqueza. Pero en la cultura china pocas veces encontraremos un bambú de la suerte de cuatro troncos, porque el número «cuatro» representa la muerte. Se dice que para potenciar la buena fortuna que es capaz de transmitir esta planta, es preciso enterrar

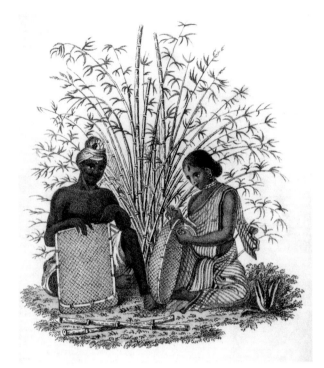

Cestero indio y su esposa. Grabado pintado a mano publicado por Rudolph Ackermann, Londres, 1822.

cinco monedas en la tierra de la maceta, pues, según el Feng Shui, el número cinco representa la abundancia.

«Según la tradición china, los poderes mágicos del bambú de la suerte dependerán del número de troncos que tenga la planta».

El bambú de la suerte simboliza la tengo y la prosperidad. Tener este bambú en casa es un símbolo de fortuna, puesto que atrae energía positiva al hogar, pero según dónde lo coloquemos nuestra suerte variará. Si colocamos la planta en dirección este, nos dotará de buena salud y si la colocamos en dirección sudeste nos traerá mucha riqueza. Además de ser hermosa y fácil de cultivar, esta planta nos traerá prosperidad tanto en el hogar como en el lugar de trabajo o negocio.

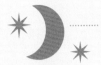

RAJÁ DEL BAMBÚ
El bambú de la suerte ocupa un lugar destacado en el hinduismo, y existen muchas leyendas relacionadas con esta planta. Una de ellas es «la historia del rey del bambú»: un rey que se fue de caza y tras andar un buen rato decidió tumbarse en el bosque.

Le llamó la atención la luminosidad y belleza de un bambú que tenía enfrente, así que ordenó a sus súbditos que trasladaran esa planta a los jardines de palacio. Mientras cortaban el bambú salió de entre sus troncos el niño más hermoso que habían visto jamás. Enseguida, junto con el bambú, lo llevaron ante el rey. Puesto que el rajá no tenía descendencia, adoptó al hermoso niño como suyo. Cuando el niño creció se convirtió en el futuro gobernante del país y le adjudicaron el nombre de «rajá del bambú».

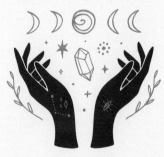

Dypsis lutescens

PALMERA ARECA

Simbología: victoria, triunfo, paz y vida eterna • **Elemento:** Agua • **Cuerpo celeste:** Sol
• **Signo del zodíaco:** Piscis • **Poderes:** equilibra las energías que nos rodean y atrae la suerte

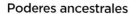

La palmera areca pertenece a la familia de las arecáceas y es originaria de Madagascar. Es una planta tropical. Sus hojas son arqueadas y produce frutos amarillentos y flores blancas. Suele medir entre 1 y 3 m de altura, pero según sus ramificaciones puede alcanzar incluso los 6 o 7 metros. Se la conoce también con el nombre de «palmera bambú», por su semejanza con el bambú, y por sus ramificaciones anilladas.

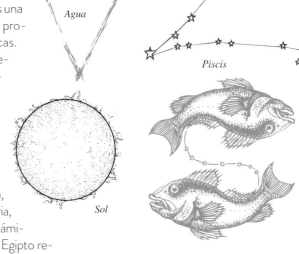

Agua

Piscis

Sol

Poderes ancestrales

En el antiguo Oriente y en el mediterráneo, la rama de la palma era un símbolo de victoria, triunfo, paz y vida eterna. Para los mesopotámicos era una planta sagrada, y en el antiguo Egipto representaba la inmortalidad. En la antigua Grecia y Roma, las hojas de palma simbolizaban a las diosas Nike y Victoria, que representaban el triunfo.

Su poder mágico de equilibrar la energía, ayudaba a entender lo que significaba ser paciente, ya que la palmera tarda años en alcanzar la madurez; y cuando la alcanza es una inspiración por su fuerza y tenacidad. En lo espiritual simboliza la guía para que cada individuo sea consciente de lo especial y único que es, descubriendo la «realeza» de su interior.

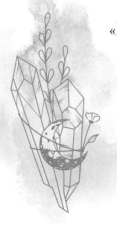

«En Madagascar, de donde es originaria esta planta, se dice que actúa como ángel protector».

La palmera areca se ha asociado durante mucho tiempo al Sol, el astro que la rige. En la mitología celta, el regreso del sol presagiaba un nuevo crecimiento, energía y actividad, vinculándose con divinidades masculinas. El símbolo solar también está asociado a la buenaventura y al triunfo, a la recompensa y la expansión. En otras culturas, la palmera areca se asocia con la energía femenina por su capacidad para dar frutos. Las hojas, tan altas, representan una larga vida.

La rige el signo zodiacal Piscis, que la guía, por lo que a esta planta, como los nacidos bajo este signo, le gusta los ambientes tranquilos, cerca del agua, ya que es su elemento. Representa la eterna búsqueda del equilibrio, y está considerada la princesa del reino vegetal, se eleva en el aire y se

despliega en un dosel de enormes hojas en forma de abanico. De sus tallos, los sumatros y otros habitantes de Indonesia, han confiado durante mucho tiempo en su subsistencia gracias a la extracción de su mágico aceite, que cataliza estados de expansión de la conciencia.

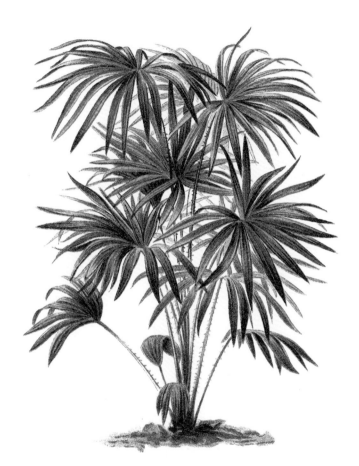

Además de ser una planta que está asociada a la buenaventura, potencia las buenas energías, purifica el aire y lo limpia de las partículas tóxicas y las vibraciones negativas. Por ello, el Feng Shui la aconseja en los hogares, ya que está considerada la planta «milagro» de la cultura asiática. Su presencia en el hogar atrae la buena suerte, el dinero y la concordia familiar. En el exterior, el rumor de sus tallos cimbreantes al moverse, tienen un efecto sanador y tranquilizante que ayuda a conciliar el sueño.

DULCES SUEÑOS CON PALMERA ARECA

Soñar con palmeras es una señal de buenas noticias, y simboliza un mensaje profético sobre el futuro. Indica que las buenas noticias van a cumplirse. Revela que algo excitante se está gestando, que los esfuerzos están empezando a dar frutos, y al igual que la palmera, serán frutos duraderos, frutos de oro.

Eucalyptus camaldulensis

EUCALIPTO

Simbología: incentiva la concentración • **Elemento:** Agua • **Cuerpo celeste:** Luna
• **Signo del zodíaco:** Cáncer • **Poderes:** curación y protección

El eucalipto pertenece a la familia de las mirtáceas. En griego significa «bien cubierto», por la semilla que hay en su cápsula. Es originario de Australia y Nueva Guinea, aunque actualmente se halla difundido por todo el mundo. En Estados Unidos y en Europa está considerada una especie exótica. Puede llegar a alcanzar los 60 metros de altura. El eucalipto contiene un compuesto llamado eucaliptol, y su uso como suplemento en la medicina herbal es muy apreciado.

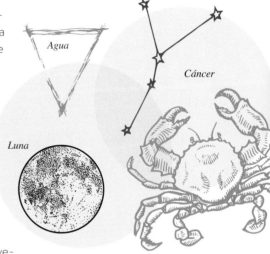

Poderes ancestrales

El eucalipto simboliza la fuerza en uno mismo, el esfuerzo con recompensa, la lucha y la perseverancia. Se dice que respirar su intensa fragancia ayuda a aclarar las ideas y potenciar la mente. Su capacidad excepcional y mágica para absorber el agua del suelo en el que crece provoca que se sequen rápidamente las marismas que coloniza, erradicando de ese modo los criaderos de insectos transmisores de la malaria y la fiebre australiana. Debido a ello, el eucalipto simboliza la fuerza, la constancia y la resistencia. En la Antigüedad, los aborígenes colocaban una raíz de eucalipto en un lado de un charco de agua y en el otro un recipiente grande, el cual se llenaba gracias a la capacidad de bombeo que tenía este árbol adorado, símbolo de grandeza y riqueza. A mediados del siglo XIX, los australianos empezaron a elaborar aceite esencial de eucalipto, ya que estaban convencidos de que ayudaba a curar el alma. Sus propiedades relajantes provocaban una paz interior maravillosa, llenándoles de una energía positiva, prosperidad y espiritualidad.

El elemento agua, que está muy vinculado al eucalipto, proporciona la fuerza y purificación que necesitamos para realizar cambios drásticos en nuestra vida. Nos recuerda que debemos poner orden físico

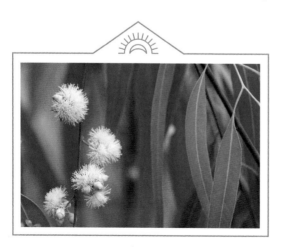

y emocional para eliminar cualquier energía negativa que nos esté reteniendo. Se recomienda colocar varias velas rodeadas de hojas de eucalipto en una habitación, cuando la luna esté en estado creciente. Este ritual nos asegurará una meditación productiva y con resultados inmediatos que atraerán la buena fortuna. El eucalipto ayuda a incrementar los deseos y aumentar las posibilidades de éxito.

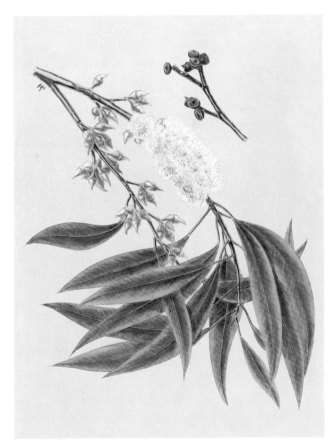

Cuenta la leyenda que un grupo de aborígenes, reunido junto a una hoguera, escuchó un sonido extraño. Al principio creyeron que eran espíritus malignos, pero se dieron cuenta de que eran las ramas de eucalipto cuando el viento se filtraba a través del tronco del árbol, que estaba ahuecado por las termitas. Esto dio origen al *didqeridoo*, un instrumento de viento que se utiliza en ritos ancestrales para conectarse con los espíritus de los antepasados.

«El eucalipto ayuda a abrir caminos, simboliza la luz que nos guía hacia la prosperidad, el bienestar y la armonía».

AMULETO PROTECTOR

Un amuleto de eucalipto es muy útil para alejar de nuestro entorno las malas vibraciones, la negatividad, la envidia, el mal de ojo y cualquier otro aspecto negativo que nos puedan enviar otras personas. Para ello, hay que colocar en un saquito de arpillera siete hojas de eucalipto y cerrar con una cinta roja y otra negra.

Jasminum officinale

JAZMÍN

Simbología: prudencia, sencillez, modestia y fuerza • **Elemento:** Agua • **Cuerpo celeste:** Luna • **Signo del zodíaco:** Cáncer • **Poderes:** prosperidad y suerte

El jazmín pertenece a la familia de las oleáceas y es originario de zonas del Himalaya, China, y la India. Crece como arbusto y existen unas 300 especies del mismo género. Algunos botánicos apuntan que, en China, en textos pertenecientes al siglo III, ya se mencionaba la planta como foránea. Sus flores, comúnmente blancas, son hermafroditas. Tienen un cáliz tubular, con cinco pétalos y dos estambres unidos al tubo de la corola con antenas amarillas. Los frutos, cuando maduran, son bayas de color negro con una o cuatro semillas. Gracias al aroma de sus flores, el jazmín se utiliza entre otras cosas para la preparación de infusiones y aceites esenciales.

Poderes ancestrales

Esta planta encontró el origen de su nombre en el término árabe «yasmin», que significa «regalo de Dios». Se utilizaba para perfumar el agua de los baños espirituales y las estatuas de los dioses por su poder de mantenerlos protegidos

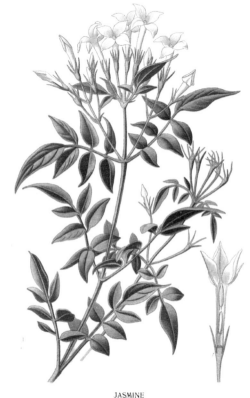

JASMINE
(JASMINUM OFFICINALE)
Nat. size
PL. 177

Lámina botánica de *Jasminum officinale* (jazmín).

de las energías negativas. El jazmín ejerce una influencia directa con los buenos sueños y el dinero; sirve para atraerlos y multiplicarlos. Se recomienda quemar unas hojas de jazmín justo antes de una sesión de magia o cuando deseamos limpiar y purificar nuestro ambiente. Es muy útil cuando hay graves problemas en el hogar o en el lugar de trabajo.

En Europa, el jazmín se asociaba a la Virgen María, ya que esta planta crecía en el mes de mayo, el mes de la Virgen. Por lo tanto, la podemos encontrar en muchas escenas religiosas

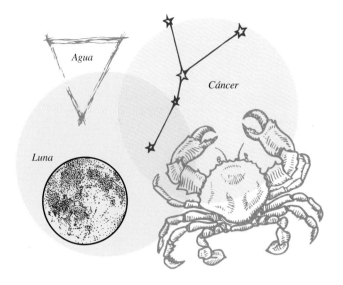

Agua

Cáncer

Luna

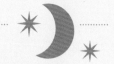

JAZMÍN ORIENTAL

En el India, el jazmín ya era conocido en el siglo V a. C. Cuenta la leyenda que las puntas de las flechas de Kâmadeva, dios indio de la felicidad, estaban formadas por cinco flores de jazmín. Su color blanco simbolizaba la perfección y todas las cosas buenas.

Durante el festival Songkran en Tailandia se vierte agua perfumada con flores sobre la imagen de Buda.

de la pintura renacentista. En esa época se solía pintar a la Virgen, los santos o los ángeles, con guirnaldas y coronas de flores. El jazmín blanco, en forma de estrella, es el símbolo de la Virgen.

Curiosamente el jazmín es símbolo de prosperidad y buena suerte y se ha convertido en un amuleto indispensable para la protección en reuniones de trabajo, negocios y para llenar los hogares de energía positiva. En Italia, la flor del jazmín significa buena suerte en el matrimonio, por este motivo es común ver a las novias llevar ramos de jazmín el día de su boda.

«El jazmín está regido por la Luna y el elemento Agua, lo que le otorga propiedades proféticas y una fuerza para contactar con el plano astral, durante la luna llena».

El color que nos viene a la mente cuando pensamos en el jazmín suele ser el blanco, pero esta maravillosa flor puede crecer en distintos tonos. El jazmín púrpura simboliza realeza, riqueza e iluminación espiritual. Dicho color es el resultado de la combinación del azul y el rojo. El azul significa frío y el rojo significa fuego, dos polos opuestos que se unen para crear algo hermoso. El púrpura es también el color del séptimo chakra, que gobierna nuestra iluminación consciente y espiritual.

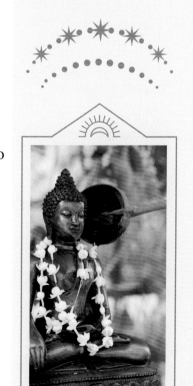

Laurus nobilis

LAUREL

Simbología: gloria, triunfo y honor • **Elemento:** Fuego • **Cuerpo celeste:** Sol
• **Signo del zodíaco:** Leo • **Poderes:** despertar clarividencia

El laurel es una planta perenne perteneciente a la familia de las lauráceas. Es originario del este mediterráneo y de Asia Menor, desde donde se extendió al resto de Europa y América. Su nombre proviene del latín *Laurus nobilis*, que significa «notable», por lo que, desde la Antigüedad, se ha asociado al símbolo del triunfo. Su tronco es recto y de corteza gris oscura, su copa suele ser muy densa, cargada de hojas azuladas y muy aromáticas. Sus flores amarillentas están dispuestas en umbelas sensibles que aparecen en marzo y abril.

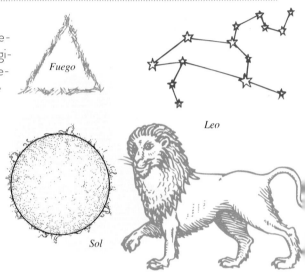

Fuego

Leo

Sol

Poderes ancestrales

A esta planta se le atribuyen poderes mágicos de protección, curación, purificación y, sobre todo, fortaleza. En la antigua Grecia fue considerada una planta sagrada que se consagró al dios Apolo. Sus antiguas sacerdotisas masticaban hojas de laurel para alcanzar estados proféticos e inhalar sus vapores, de ahí que, en la actualidad, se utilice para elaborar pociones destinadas a despertar el sentido de la clarividencia y la prosperidad. Debido a su poder esotérico, el laurel resulta imprescindible para combatir el mal de ojo o una maldición. Se dice que, junto con la ruda y la salvia, era la planta más usada por las brujas en hechizos y ceremonias.

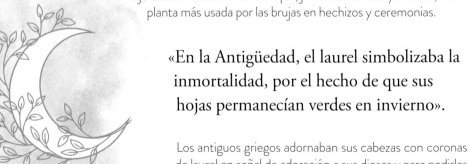

«En la Antigüedad, el laurel simbolizaba la inmortalidad, por el hecho de que sus hojas permanecían verdes en invierno».

Los antiguos griegos adornaban sus cabezas con coronas de laurel en señal de adoración a sus dioses y para pedirles protección, ya que lo consideraban excelente para alejar los efectos crueles del mal y atraer la buena fortuna. Los roma-

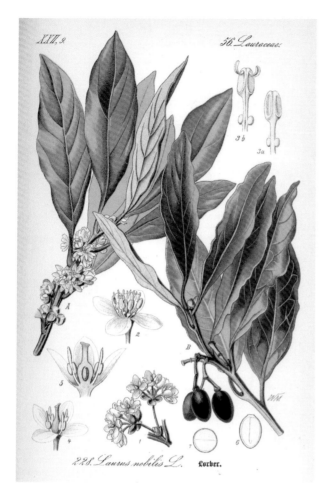

Laurus nobilis, de *Flora von Deutschland, Österreich und der Schweiz,* del ilustrador y botánico alemán Otto Wilhelm Thomé (1903).

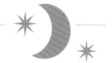

EL ORÁCULO DEL LAUREL

La adivinación mediante hojas de laurel es conocida como Dafnomancia. El nombre proviene de Dafne, que significa «laurel» Esta práctica predice el futuro mediante la quema de unas hojas de esta planta y se interpreta según sea la forma que adquieren al quemarse. Parece ser que si el fuego es intenso y las hojas chisporrotean es un buen presagio.

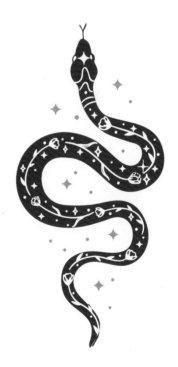

nos le atribuyeron el poder mágico de prevenir a una persona de la muerte. Lo consideraban un símbolo de inmortalidad y llevaban consigo hojas de laurel en las campañas militares y batallas. Más adelante también lo utilizaron para protegerse de los desastres naturales, ya que se creía que el laurel protegía las casas de las tormentas e inundaciones. Los curanderos aconsejaban poner unas hojitas de laurel debajo de la cama de los enfermos para protegerlos de la muerte e inducirles a un sueño dulce y saludable.

El laurel limpia el aura y purifica el aire, también ahuyenta el mal y repele las energías negativas. Colocar hojas de laurel en la entrada de las casas es símbolo de protección. Además, estimula los chakras.

Lavandula angustifolia

LAVANDA

Simbología: atrae el éxito • **Elemento:** Aire • **Planeta:** Mercurio
• **Signo del zodíaco:** Géminis • **Poderes:** ahuyenta las desgracias

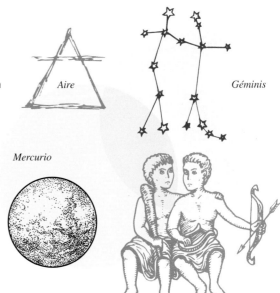

Aire

Géminis

Mercurio

La lavanda pertenece a la familia de las lamiáceas. Se encuentra principalmente en las regiones más cálidas del Mediterráneo en tierras alcalinas. Se ha utilizado desde la Antigüedad como planta ornamental y para la elaboración de esencias y perfumes. Su corola es bilabiada de color lila, azul o violeta, raramente blanca. Tiene cuatro estambres y los superiores suelen ser más cortos. Su fruto es una núcula seca de color castaño que no se abre nunca.

Poderes ancestrales

Ya en la época romana, la lavanda se utilizaba para perfumar el cuerpo y la ropa por su intensa fragancia. El nombre de lavanda viene del latín *lavare*, que significa «lavar». Cuenta la leyenda que Cleopatra se ayudó de esta fragancia que le traía suerte para seducir a Marco Antonio.

En la mitología celta esta planta estaba asociada a Áine, la diosa del cielo y la reina de los elfos y las hadas. Se invocaba a estos seres con rituales de lavanda para que aportaran inspiración, y atrajeran ideas nuevas y pensamientos para lograr que se cumplieran los sueños.

En el cristianismo, al igual que la flor del lirio, la lavanda era símbolo de la Virgen María, porque representaba la pureza y la virtud.

En los siglos XVII y XVIII, los curtidores de Grasse, localidad de la Provenza francesa, solían usar lavanda para perfumar el cuero que trabajaban. La leyenda cuenta que esta planta les ayudó a liberarse de la peste y que ellos mismos sugerían

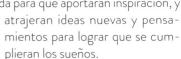

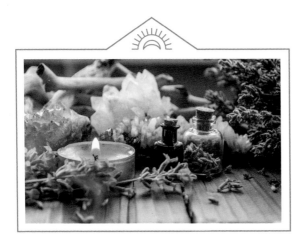

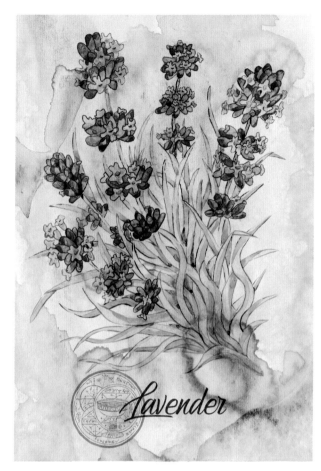

a la gente que llevaran ramas de lavanda para protegerse de la epidemia.

Sus poderes mágicos invitan a trabajar la curación de nuestro cuerpo y nuestra alma. Además de una gran esencia, la lavanda es perfecta para limpiar la energía a nuestro alrededor, pues es muy adecuada para absorber los pensamientos y emociones negativas de otras personas. Esta planta puede neutralizar todo tipo de energías negativas en cualquier espacio. Se recomienda tener una rama en casa para protegerla de las malas vibraciones, brujería y envidias.

Desde la Antigüedad está considerada una planta sagrada por ser portadora de buena suerte. Se dice que con el simple hecho de oler su fragancia diariamente alarga la vida y nos predispone positivamente para afrontar cualquier contrariedad.

Flor de lavanda con sello mágico. Lámina botánica dibujada a mano sobre textura de papel viejo.

HECHIZOS CON LAVANDA

Esta hierba es extremadamente versátil en magia y un instrumento básico para cualquier brujo. No hay nada tan simple y poderoso como un hechizo de velas y lavanda. Según los hechiceros, las velas perfumadas con esta planta, son una bendición. Se sumerge la vela en aceite y luego se espolvorea suavemente con una pizca de lavanda, y limpiará las malas energías y nos traerá fortuna. Otro gran uso mágico son las bolsas de hechizos, ya que su poder puede durar aproximadamente un mes. Si introducimos unas ramitas de lavanda en una pequeña bolsa de muselina, nos mantendrá protegidos y ahuyentará los malos espíritus.

Mandragora officinarum

MANDRÁGORA

Simbología: buena fortuna • **Elemento:** Fuego • **Cuerpo celeste:** Luna
• **Signo del zodíaco:** Capricornio • **Poderes:** protección, fertilidad, dinero, amor y salud

La mandrágora pertenece a la familia de las solanáceas (*Solanaceae*) y cuenta con tres especies originarias de la cuenca mediterránea y Asia Central, de las cuales la más conocida es la *Mandragora officinarum*. Es de raíz gruesa, normalmente bifurcada, cuya forma se parece a las piernas del cuerpo humano. Se trata de una planta altamente tóxica, por lo que no es prudente manipularla con las manos, ya que su toxicidad penetra a través de la piel y puede provocar mareos, dificultad respiratoria o incluso la muerte.

Conocida desde la Antigüedad, sus propiedades curativas se mencionan ya en el papiro de Ebers (1500 a. C.), uno de los tratados de farmacopea más antiguos que existen, aunque anteriormente ya se utilizaba como amuleto de la buena suerte, afrodisíaco y para fomentar la fertilidad. A partir del siglo I su uso más relevante fue como anestésico en intervenciones

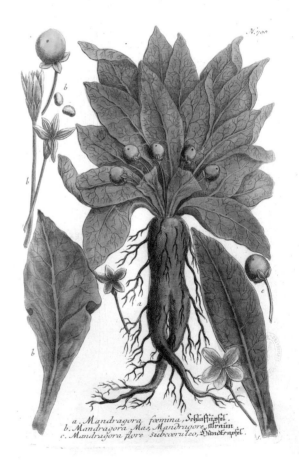

a. *Mandragora foemina Schlaffäpfel.*
b. *Mandragora Mas Mandragore.* Braun
c. *Mandragora flore subcæruleo,* Windsäpfel.

quirúrgicas. El romano Plinio el Viejo, daba a sus pacientes un trozo de su raíz para masticar antes de las operaciones y Dioscórides, médico, farmacólogo y botánico de la Grecia romana, utilizaba un vino de mandrágora para calmar el dolor. Fue la forma más frecuente de anestesia empleada en Europa hasta que, en el siglo XIX, empezó a utilizarse el éter. En la medicina moderna, sus alcaloides se emplean como antiespasmódicos para tratar trastornos intestinales, neuralgias y los temblores provocados por el Parkinson.

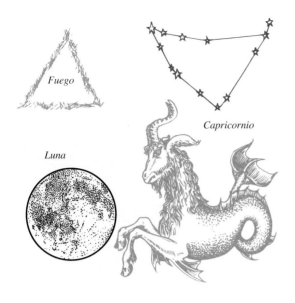

Fuego

Capricornio

Luna

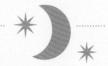

Poderes ancestrales

Probablemente sea la planta mágica más famosa de Europa, tanto por sus propiedades medicinales y psicoactivas, como por los mitos y leyendas que, a lo largo de los siglos, se han ido entretejiendo entorno a ella.

> «La raíz de mandrágora tiene poderes mágicos, y cuentan las leyendas que, si alguien la arrancaba, moría al poco tiempo».

La magia negra la ha utilizado desde tiempo inmemorial para influenciar en la mente de los demás. Se dice que si se introduce un mechón de pelo dentro de la raíz y la bautizas con el nombre de quien quieres influir, podrás actuar sobre su voluntad. Antiguamente se llegaban a pagar verdaderas fortunas por sus raíces, pues se decía que se transformaban en duendes que favorecían a aquellos que la llevaban consigo. Más allá de la leyenda, el amuleto de mandrágora, por tratarse de un poderoso condensador astral, atrae la buena fortuna y potencia el carisma, ya que eleva nuestras vibraciones.

LA RAÍZ DE LAS BRUJAS

Durante siglos estuvo asociada a la magia, la brujería y lo sobrenatural, y se empleaba para preparar los ungüentos que las brujas utilizaban para «volar». Se creía que la planta, cuando era arrancada, gritaba, causando la muerte a quien la oyera, por lo que su recolección se llevaba a cabo siguiendo sofisticados rituales. Uno de los más famosos requería la ayuda de un perro hambriento al que se ataba a la planta durante varios días. El animal, al querer alcanzar la comida que se le ofrecía, tiraba de la planta hasta arrancarla, y, según la creencia, moría poco después.

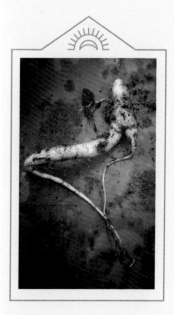

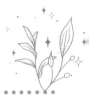

Paeonia officinalis

PEONÍA

Simbología: abundancia y buena suerte • **Elemento:** Agua • **Cuerpo celeste:** Plutón
• **Signo del zodíaco:** Escorpión • **Poderes:** nobleza y refinamiento

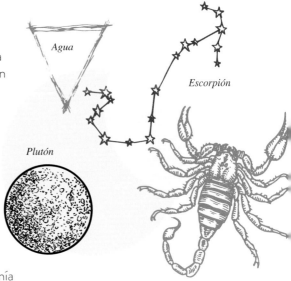

La peonía pertenece a la familia de las peoniáceas. Su flor es de origen asiático, aunque actualmente podemos encontrarla en todo el mundo, con mayor presencia en las regiones templadas, ni muy cálidas ni extremadamente frías. Su nombre hace honor al médico de los dioses griegos llamado Peón, hijo de Endimión y hermano de Epeo, del que se dice que curó a Ares de las heridas causadas en la batalla de Troya. Cuenta la leyenda que las peonías fueron las flores que se utilizaron.

Poderes ancestrales

En las culturas del lejano Oriente, la peonía es símbolo de abundancia, riqueza, buena suerte y prosperidad. Simboliza las acciones personales que asumen riesgos y desafíos para obtener grandes recompensas.

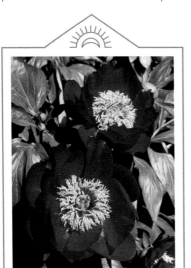

Existe una leyenda que se remonta a los años del reinado de la emperatriz Wu Zetian que gobernó en China desde el año 625 al 705. Una día, cuando paseaba por sus jardines, exigió a todas las plantas que florecieran a su paso y se mecieran para perfumar el ambiente. Todas obedecieron bajo el embrujo que ella ejercía, salvo las peonías, que se sublevaron y se negaron a obedecer esa insólita orden, y de este modo, florecieron caprichosamente y a su antojo cuando ella no estaba.

El enfado de la emperatriz fue tan grande que ordenó arrancar todas las peonías de su jardín y las envió al Tíbet, a los lugares más remotos e inhóspitos. Pero la perseverante planta siguió floreciendo en aquellos parajes lejanos y cada vez era más hermosa. La emperatriz, resignada, volvió a plantarlas en su jardín y comprendió al fin que debía respetar su voluntad. Desde entonces, la peonía es reconocida como símbolo de rebeldía y fuerza pero también de nobleza y refinamiento.

«En la Edad Media, las brujas preparaban brebajes con flores de peonía para conjurar la buena o mala suerte».

Según la cultura japonesa, la peonía blanca atrae la buena suerte y la salud. La peonía roja representa masculinidad y valor, asociándose al samurái y a la sangre derramada en las batallas. La peonía de color rosa es una de las más talentosas, porque simboliza la suerte en el matrimonio y, por ello, se emplea a menudo en ramos de novias. Las peonías amarillas, en cambio, simbolizan los nuevos comienzos.

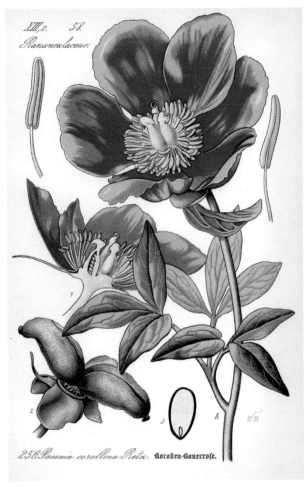

Paeonia officinalis, en *Flora von Deutschland, Österreich und der Schweiz,* del ilustrador y botánico alemán Otto Wilhelm Thomé (1903).

REFRESCO MÁGICO DE FLORES

En la Edad Media se bebía agua de peonía. Sus pétalos se endulzaban con azúcar o miel y, esta bebida estaba considerada una gran fuente de energía positiva. La peonía puede ejercer un efecto apotropaico, es decir, que mágicamente conjura o previene la mala suerte o las influencias malignas, así como también puede adquirir distintos significados según el ámbito geográfico donde se encuentre.

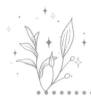

Sansevieria trifasciata

SANSEVIERIA

Simbología: suerte y protección • **Elemento:** Aire • **Planeta:** Mercurio
• **Signo del zodíaco:** Géminis • **Poderes:** purifica los espacios

La sansevieria es un género de herbácea que pertenece a la familia de las asparagáceas. Sus hojas son carnosas, planas, cóncavas o cilíndricas según las variedades. Sus flores pequeñas y hermafroditas están dispuestas en racimos.

Es originaria de África y debe su nombre a Vincenzo Petagna, botánico napolitano que quiso otorgarle esa planta a Pietro Antonio Sanseverino, duque de Chiaromonte y creador de un importante jardín botánico de plantas exóticas en el sur de Italia. Más tarde, el botánico sueco Thunberg, que fue un gran estudioso de esta planta, la denominó Sansevieria, en honor al militar y erudito napolitano Raimondo di Sangro (1710-1771), séptimo príncipe de Sansevero.

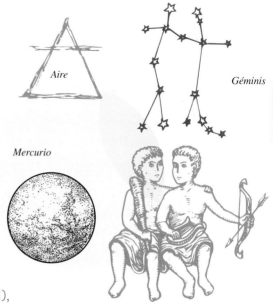

Aire

Géminis

Mercurio

Poderes ancestrales

Esta planta forma parte de la cultura de los pueblos africanos. Se considera que tiene propiedades mágicas que atraen la buena suerte. La forma filosa de sus hojas se asocia con las espadas, símbolos de protección de los pueblos. Se trata de una planta infalible contra todo mal y sus hojas afiladas simbolizan espadas capaces de cortar el mal de ojo y la envidia.

La sansevieria atrae la buena vida y la fortuna, siempre y cuando se coloque la planta en un buen lugar y reciba los cuidados que necesita. Su forma afilada impide que los malos espíritus se adentren en nuestras vidas. Debido a su función fotosintética, absorbe las toxicidades que están en el ambiente; de ahí que la sansevieria sea una gran purificadora del aire. Por la forma de sus hojas, la sansevieria es conocida también como «la espada de San Jorge». Cuenta la leyenda que este santo se enfrentó a un dragón con la fuerza de su espada. El dragón se había instalado al lado de la fuente de agua de la que bebía todo el pueblo.

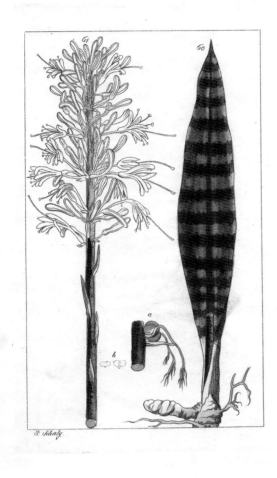

Para acceder a ella debían ahuyentar al dragón a cambio de cabras y otros animales. Un día, los habitantes de dicha aldea le ofrecieron a la princesa local. Cuando estaba a punto de ser devorada, apareció San Jorge y se enfrentó al dragón con su espada hasta matarlo y liberar a la dama. Gracias a esta leyenda, siempre se ha pensado que la sansevieria simboliza la lanza de San Jorge.

Se trata de una planta que ofrece una gran protección. Para cuidarte de las energías negativas y de los rituales de brujería que alguien puede hacer en tu contra, apunta a diario una sansevieria hacia el cielo y pronuncia las siguientes palabras: «En esta casa no entra la influencia negativa de la brujería. Estoy protegido por la espada de san Jorge». Repite esta frase tres veces. Se dice que en Brasil, la sansevieria, por sus hojas en forma de llamas de fuego, se coloca en las puertas y ventanas de las casas para ahuyentar a los malos espíritus.

Lámina de *Sansevieria trifasciata,* de la *Enciclopedia de historia natural.* Viena, 1817.

AMULETO PROTECTOR PERSONAL

Si cortamos un trocito de una hoja de la planta y lo introducimos en una bolsita de tela nos servirá como amuleto de protección, siempre y cuando esa bolsa solo la toque la persona que la necesita. Este amuleto nos abrirá nuevos caminos cuando invoquemos nuestro deseo.

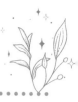

Taraxacum officinale

DIENTE DE LEÓN

Simbología: cambio de destino • **Elemento:** Aire • **Planeta:** Júpiter
• **Signo del zodíaco:** Sagitario • **Poderes:** adivinación, deseo y contacto con los espíritus

El diente de león, también conocido como achicoria amarga, es una planta silvestre que pertenece a la familia de las asteráccas. Tiene hojas alternas con una nervadura central. El tallo permanece siempre en un estado extremadamente acortado, motivo por el cual se la considera una planta acualescente, término botánico con el que se denomina a aquellas plantas que sus hojas crecen a ras de suelo y forman una roseta basal. Es originaria de Europa y Asia, aunque actualmente se halla extendida por todo el mundo. Crece en suelos ricos en nitrógeno, praderas, terrenos baldíos y en montañas de más de 2000 metros de altura.

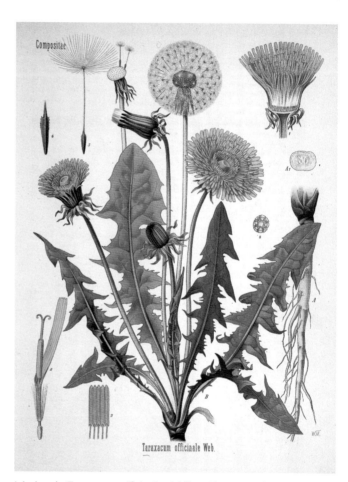

Lámina de *Taraxacum officinale*, del libro *Plantas Medicinales de Köhler*. Alemania, 1863-1914.

Poderes ancestrales

El diente de león debe su nombre a la apariencia de sus hojas, que recuerdan a los dientes triangulares, afilados y desiguales del león. Y es precisamente cuando sus hojas se marchitan cuando aparece la auténtica magia. Sus semillas, hasta ese momento inmaduras y encerradas dentro de la flor, se asoman al exterior con apariencia frágil y algodonosa, para así poder ser diseminadas con el más mínimo movimiento de aire. Esta planta se compone de muchas flores, que se abren al amanecer y se cierran por la noche. Es una planta que suele utilizarse en rituales

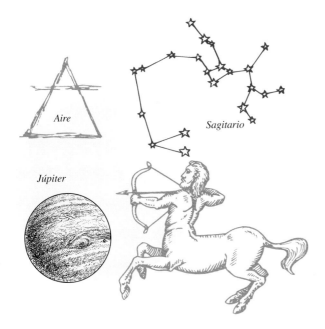

Aire

Júpiter

Sagitario

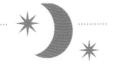

LA FLOR DEL CIELO

La fábula de «el ángel que hablaba con las flores» nos cuenta lo fascinante que es el diente de león, ya que nace siendo una bola de fibras amarillas, muy parecida al astro que nos da la vida. Luego adquiere una forma redondeada, esponjosa y de color plateado, como la luna de las noches de verano. Después, para poder esparcir sus semillas, se separa y recorre grandes distancias, formando pequeñísimas estrellas. El ángel, fascinado por esta planta, le otorgó un poder muy especial. Cada vez que un niño soplara la flor, uno de sus deseos se haría realidad. De ahí la creencia de que cuando soplamos la flor del diente de león se pueden cumplir todos nuestros sueños.

En las bodas de la época victoriana, el diente de león se incluía en los ramos florales como amuleto, para garantizar una próspera unión matrimonial.

El diente de león está formada por muchas flores individuales en miniatura, llamadas flores liguladas, que se abren al amanecer y se cierran por la noche.

para limpiar ambientes de malas vibraciones, eliminar energías tóxicas o purificar hogares donde se haya instalado la negatividad. Como amuleto de la suerte nos ayuda a que se cumplan nuestros deseos y nos marca el camino hacia un cambio positivo. Ya en los siglos X y XI los médicos árabes la utilizaban para elaborar múltiples remedios curativos y sanadores.

«El diente de león está regido por Júpiter, por lo que se la considera una planta masculina. Su color amarillo se debe al dominio que ejerce el sol sobre ella».

El poder del diente de león y las piedras

Si por ejemplo nuestro deseo está relacionado con el amor, se puede combinar la planta con minerales como el lapislázuli, el cuarzo rosa, la turmalina, la amazonita y el granate. En el caso de que lo que deseamos es atraer el dinero, puede combinarse el diente de león con amatistas, jade verde o pirita. Pero si lo que queremos es tener un buen estado de ánimo podemos combinarlo con ágatas, turquesas, cuarzo o citrino. Bastará poner en una cajita un diente de león con una o varias de estas piedras y tenerla en nuestro hogar, o bien podemos hacernos un collar y llevarlo encima.

PLANTAS
MEDICINALES

No se sabe exactamente cuándo empezaron a utilizarse por primera vez las plantas medicinales porque ese descubrimiento se produjo simultáneamente en las diversas sociedades primitivas, como consecuencia del empeño del ser humano por curar o aliviar sus dolencias, o bien por motivos mágicos y religiosos. Aunque ahora pueda resultar descabellado pensarlo, los chamanes y curanderos de la Antigüedad fueron los primeros médicos de la Historia, puesto que trataron a las personas valiéndose de la sabiduría de la naturaleza, de las propiedades curativas de la madre Tierra, que transmitieron de generación en generación.

Se sabe que el primer escrito sobre el uso de plantas medicinales se remonta a cerca de 4 000 años de antigüedad y apareció en un tablero de arcilla de la cultura sumeria, la antigua civilización que vivía en el sur de los ríos Tigris y Éufrates. No obstante, fueron los egipcios los primeros en fusionar la medicina y la magia, y en configurar un sistema orientado a la cura y alivio de enfermedades físicas y trastornos mentales.

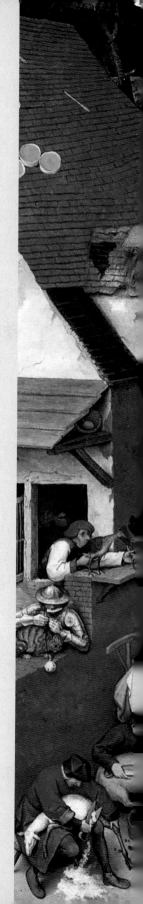

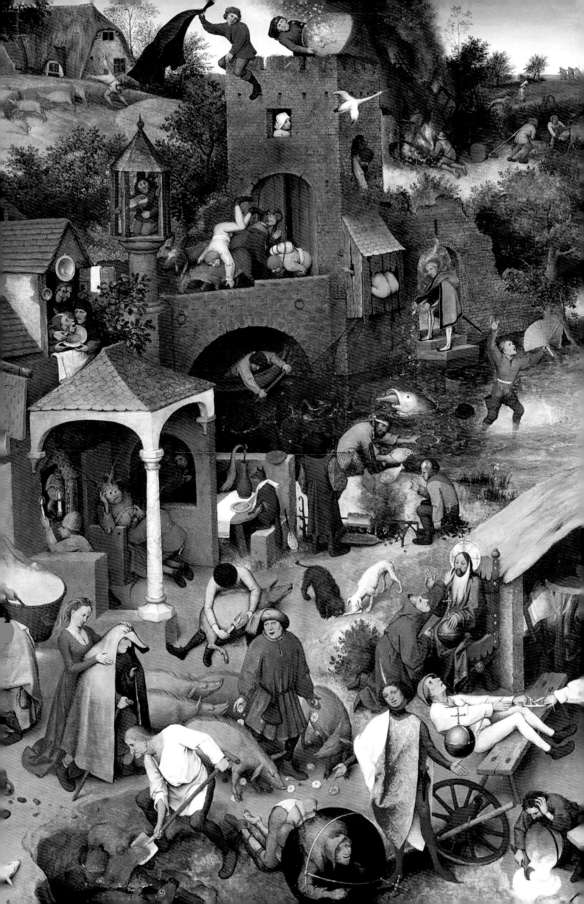

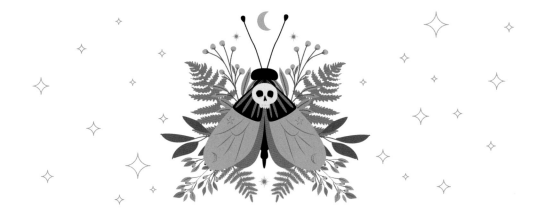

El papiro Ebers, que data aproximadamente del 1500 a. C., es el tratado médico y de farmacopea más antiguo que se conoce. Este rollo de papiro de más de 100 páginas fue descubierto por Edwin Smith en 1862, entre los restos de una momia en la tumba de Assasif, en Luxor. Más tarde fue comprado por el egiptólogo alemán Georg Ebers, al que debe su nombre.

Se trata de un documento extraordinario que incluye precisas observaciones anatómicas, sobre el corazón, vasos sanguíneos, hígado, bazo y riñones. En él también se habla de suturas craneales, del líquido encéfalo raquídeo o de las pulsaciones intracraneales. Para los egipcios la enfermedad era la manifestación de una posesión por fuerzas sobrenaturales y desconocidas. Por esta razón, los médicos egipcios trabajaban de manera conjunta con adivinos y hechiceros. En otras palabras, no solo recurrían a la ciencia sino también a los rituales, desde invocaciones mágicas hasta el empleo de talismanes o amuletos para conseguir la curación. En Egipto tanto el tratamiento farmacológico como los ritos y plegarias mágicas se complementaban. Y las plantas no faltaban como remedios curativos.

Algunas plantas simbolizaban el género masculino y el femenino; otras, los cuatro elementos, Tierra, Aire, Agua y Fuego; unas se ingerían otras se bebían o se absorbían por la piel, pero todas ellas acompañaban a los egipcios en el camino de la vida. Entre cantos, rezos y un fuego perpetuo, las plantas adquirían significado. Las del papiro Ebers son más de 700 plantas que no eran solo hierbas, ni árboles o arbustos en su estado vegetal, sino que eran tratadas como dones sagrados que incluso se convertían en seres antropomórficos, medicinas ancestrales con su propio poder curativo.

Los árabes, los astros y las plantas

En el mundo árabe, alrededor del año 1000, los médicos tenían conocimientos de astrología porque consideraban que los astros incidían en las técnicas de curación de los pacientes. A través de la observación de los cuerpos celestes y la posterior interpretación de sus posiciones relativas en el firmamento, pretendían explicar todo aquello que la humanidad primitiva no era aún capaz de comprender.

En aquella sociedad tribal, no todos los miembros eran capaces de interpretar el lenguaje de los cielos o de conseguir curar las enfermedades. Algunos individuos, normalmente los más viejos, o aquellos que habían sufrido alguna experiencia extraña, adquirían una cierta autoridad sobre el resto de la tribu y eran los encargados de procurar la curación mediante la interpretación de los astros. Para utilizar las plantas astrológicamente era necesario saber qué planeta causaba el malestar; luego qué parte del cuerpo estaba afectada y saber qué planeta regía esa parte en concreto. Incluso existía la creencia de que cada planeta podía curar su propia enfermedad. Por ejemplo, el Sol gobernaba el corazón y el espíritu vital; la Luna se relacionaba directamente con los órganos sexuales femeninos; Júpiter con el hígado y el riego sanguíneo; Saturno con la melancolía y los huesos; y así, cada uno de ellos tenía su función. Los árabes eran eruditos en el conocimiento de los planetas y las plantas. Sabían que pertenecían a la Luna las plantas suaves con hojas jugosas, las de Mercurio eran plantas con variedad de colores en sus flores, o las de Venus con aromas y sabores placenteros que favorecían el amor y el deseo. Ellos tenían muy en cuenta el vínculo energético que existía entre los tres pilares: la planta medicinal, el ser humano y el cosmos.

Las tribus de la selva amazónica

Cuando los colonizadores europeos llegaron a América quedaron impresionados del conocimiento que tenían los indígenas sobre el

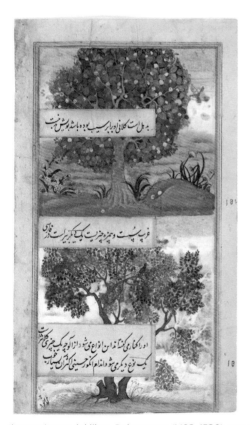
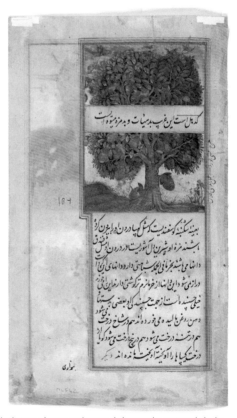

Ilustraciones del libro *Baburnama* (1483-1530) con distintas observaciones del mundo natural de la India, escrito por Babur, fundador del imperio mongol.

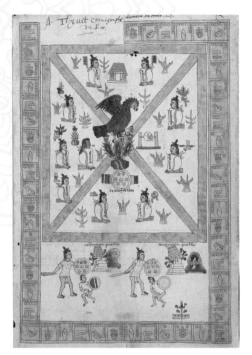

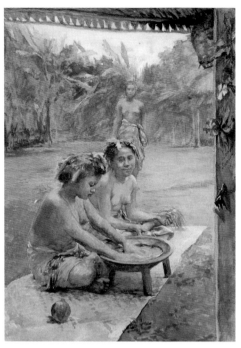

Página del *Códice Mendoza* (1541), donde puede apreciarse a los indígenas nahua, rodeados de plantas, y el águila como símbolo de fuerza y poderío en el centro.

Muchachas jóvenes preparando kava, de John La Farge, c. 1891.

uso de las plantas. Las tribus nativas que habitaban en las profundidades de la selva amazónica creían que las plantas proporcionaban lecciones de vida. Los indígenas tenían una relación muy estrecha con la naturaleza, de la que tomaban los alimentos y los recursos necesarios para vivir, y a la que luego le rendían homenaje con diversas ofrendas para pagar sus regalos. Las plantas con poderes eran para ellos «maestras», su mensaje estaba a la vista para que cualquier persona, con una mente y un corazón abiertos, pudiera recibir, aprender y aplicar las enseñanzas que contenían. De esta manera, los pueblos indígenas utilizaban las plantas provistas de poderes en sus rituales de curación más poderosos y confiaban en la naturaleza como en un todo.

Un ritual de plantas puede parecer mágico, pero en realidad es algo que está estrechamente relacionado con la ciencia y la forma en la que el cerebro reacciona ante la ingesta de las plantas sanadoras. Determinados investigadores creen que las plantas medicinales provocan un cambio en la percepción de las personas que las ingieren, porque actúan sobre los circuitos neuronales del cerebro, especialmente de la parte prefrontal, que es precisamente la encargada de las emociones. De esta manera las plantas son capaces, según algunos estudiosos, de cambiar la estructura de nuestras neuronas y restaurar las redes cerebrales dañadas por problemas de ansiedad, depresión y otros trastornos mentales.

Las plantas y las enfermedades epidémicas

La lepra, la peste, el cólera y la viruela fueron enfermedades que diezmaron enormemente la población de Europa y América durante la Edad Media y el Renacimiento, causando verdaderos estragos. Los remedios para combatirlas fueron muchos, pócimas y brebajes circulaban por todas partes, que la gente ingería con la esperanza de no contraer la enfermedad. En el caso de la peste, una de las pócimas más conocidas era el llamado «vinagre de los cuatro ladrones», una combinación de sidra, vino o vinagre con especias como salvia, clavo, romero y ajenjo, un brebaje que se creía que ejercía una poderosa protección contra esta enfermedad.

Otra pócima conocida para combatir la peste era la triaca, una combinación de numerosas sustancias y grandes cantidades de opio. Los médicos, además, también solían echar mano de cremas elaboradas a base de raíces, hierbas y flores.

Durante la Edad Media se utilizó el *De materia medica* o *Dioscórides*, por el nombre del autor griego que escribió esta obra con usos y descripciones de plantas con fines médicos. Desgraciadamente, la imaginación de los múltiples copistas de este libro fueron corrompiendo el contenido, distorsionando con dibujos alegóricos y fantásticos, más parecidos a un bestiario que al manual de remedios que pretendía ser.

En México, por ejemplo, para combatir el cólera se utilizaba la ipecacuana, que es una planta que provoca el vómito. En el caso de la viruela se elaboraban pócimas con varios remedios herbales a base de milenrama, jengibre o zapatilla de la dama, actualmente conocida como orquídea, y que contribuían a paliar los síntomas.

La planta *Azadirachta indica*, más conocida con el nombre de nim o neem, se empleaba para el tratamiento de la lepra, por su gran po-

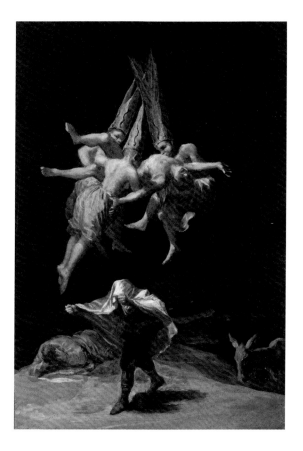

En la Edad Media y el Renacimiento, las brujas preparaban numerosas pócimas y brebajes para calmar los estados de trance y angustia. *Vuelo de brujas* (1797) de Francisco de Goya (Museo del Prado).

der antiséptico que contribuía a exterminar las bacterias y mejoraba la textura de la piel. También se utilizaba para curar la sarna.

La importancia de Paracelso

Conocido como el «Lutero de la alquimia», Paracelso (Zúrich 1493-1541), médico y alquimista, se le considera el padre de la toxicología y se le atribuye la paternidad de la espagiria, la producción de medicinas a partir de las plantas utilizando procedimientos alquímicos, como la fermentación, la extracción y la destilación. A partir de sus conocimientos, distintas escuelas construyeron toda una teoría mágica del mundo vegetal, estableciendo una relación de cada planta con diferentes aspectos que van más allá de las propiedades curativas. Su *Astronomia magna*, conocida también como *Philosophia sagax* se publicó en 1571. Se trata de un tratado sobre hermetismo, adivinación, astrología, teología y demonología que le otorgó fama de «visionario».

Sanación basada en la naturaleza

El ser humano ha perdido la capacidad de ver lo «mágico» en la naturaleza. Los avances de la ciencia y su intensa lucha por buscar una explicación a todo nos ha alejado del asombro, de los enigmas que en el pasado fluyeron con naturalidad y formaban parte de la vida.

Los humanos podemos reducir, mitigar o curar muchas de nuestras dolencias mediante el contacto con la naturaleza. Cada vez más pasamos nuestro tiempo en el interior de las casas y las oficinas, y hemos perdido contacto con los pulsos y ritmos naturales de las estaciones y el flujo del mundo vegetal. El trastorno por «déficit de naturaleza» es un término acuñado para definir la creciente falta de conexión con el mundo natural y todos sus beneficios. En términos de salud mental, los estudios han demostrado que la herboristería ambiental ayuda a reducir el estrés, mejora el estado de ánimo y el bienestar, reduce la ansiedad, la depresión y mejora la calidad del sueño.

Algunas plantas con efectos tonificantes fortalecen el sistema nervioso y proporcionan paz interior y satisfac-

Retrato del médico y alquimista Paracelso (1895), de John Augustus Knapp.

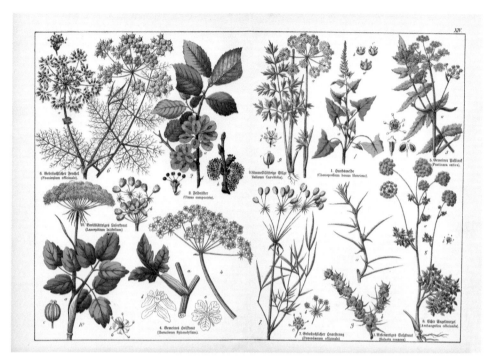

Lámina de litografía botánica datada entre 1890 y 1900.

ción, como, por ejemplo, el enebro, la menta, la manzanilla y la amapola. En cambio, las reconocidas como plantas fuertes son estimulantes o sedantes y producen un efecto inmediato en nuestro organismo, como es el caso de la palma, la yuca, el espino o el azahar de la China, que se utilizan a menudo como desinhibidoras de comportamientos sociales. Por supuesto, las plantas fuertes pueden causar numerosos efectos secundarios y graves alteraciones de la conducta si se abusa de su ingesta o se ingieren de manera descontrolada.

Otras plantas reconocidas como psicodélicas como la datura, la salvia, el cannabis o el peyote, producen cambios extraordinarios en la percepción y la consciencia. Son agentes transformadores de la adivinación, la autoexploración y la curación. Aunque en algunos casos están consideradas sustancias ilegales para el consumo popular, cada vez hay pruebas más fehacientes de que en determinadas circunstancias pueden ser útiles y paliativas para algunas personas, sobre todo por lo que respecta a graves estados de angustia y ansiedad.

En esta segunda parte del libro veremos que las hierbas y plantas que curan heridas externas o atenúan enfermedades físicas también pueden templar los desajustes de la salud mental. Analizaremos las plantas que actualmente están en las herboristerías o forman parte de los compuestos de las medicinas que tomamos, y que nuestros antepasados sabían reconocer e iban en su busca, plantas que pueden rebajar los efectos negativos tanto de las enfermedades del cuerpo como del alma.

PLANTAS
para el bienestar emocional

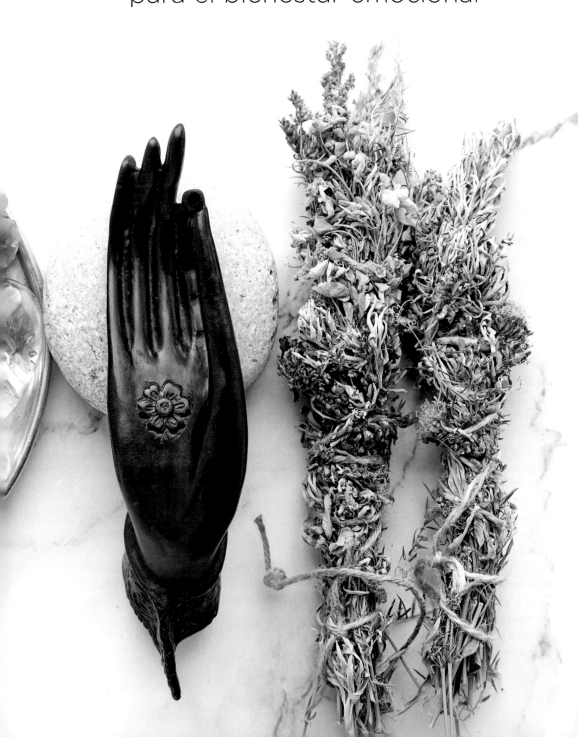

El estrés, los nervios, el cansancio y la melancolía a menudo pasan factura a nuestro bienestar emocional. Afortunadamente existen una serie de plantas medicinales que han venido utilizándose desde el principio de los tiempos que nos servirán de gran ayuda y contribuirán a paliar y equilibrar nuestros trastornos emocionales.

Los antiguos sabios estudiaron y desarrollaron un modo de vida en contacto con la naturaleza y en el que prevalecían la cooperación en vez de la competición, la compresión en vez de la envidia, y el contento o satisfacción en vez de la codicia. La vida era lenta pero natural. Llevaban consigo la llave de la vida y se la daban a quienes querían saber. Preferían la bondad a la grandeza, el equilibrio al dinamismo y la plenitud de uno mismo a la plenitud material. Su investigación y estudio les reveló que el deseo excesivo, la cólera, el afán de posesividad, el orgullo, los prejuicios y por encima de todo, la envidia, eran enfermedades sutiles.

En las primeras civilizaciones se creía que los dioses estaban implicados en la vida cotidiana de los hombres. En un mundo donde las enfermedades mentales no eran fáciles de entender, los caprichos de los dioses eran la explicación alternativa, por ello se buscaban remedios mágicos y religiosos con las plantas. La escuela de Hipócrates argumentaba que la «enfermedad sagrada», lo que hoy en día se conoce como epilepsia, era un síndrome fisiológico. Sócrates padeció alucinaciones recurrentes, oía una voz que le hablaba y le aconsejaba acerca de las cosas que debía hacer. Sus discípulos, asombrados, llegaron a la conclusión de que estaba un poco chiflado. Otro trastorno que se consideraba una enfermedad peligrosa era la ira, que había conducido a la violencia y al comportamiento tiránico de muchos gobernantes.

Las emociones y la madre naturaleza

A diferencia del enfoque occidental de la curación, que se centra en tratamientos basados en la evidencia, es decir, medicamentos, cirugía, y distintas terapias, las prácticas tradicionales se basaban en un enfoque holístico de la curación, tal como defienden numerosos curanderos, puesto que sus enseñanzas indígenas sobre la vida y la curación son corrientes paralelas.

La curación indígena se basaba en la comprensión de la interconexión de toda la creación y la madre Tierra. La creación de la naturaleza era la unión de cuatro partes esenciales: raíces, tierra, tronco y hojas. Si bien cada una de estas partes tenían una función determinada, todas estaban conectadas y requerían de un equilibrio para ser íntegras y saludables. El ser humano también consta de cuatro partes: mente, cuerpo, espíritu y emoción. Y estas partes también están interconectadas, aunque desempeñen funciones distintas. Cuando una de ellas se desequilibra, repercute en las demás. Y es precisamente, debido a la ruptura de este equilibrio, cuando enfermamos. La clave consiste en restaurar el equilibrio de todas estas partes.

Desde la Antigüedad, las pasiones o emociones se consideraron como lazos que unen al hombre con lo que está fuera de él, con el mundo, con los demás seres humanos, e incluso, con la misma divinidad, de tal manera que pronto ocuparon un lugar elevado en la escala de las nobles disciplinas que intentaban comprender los problemas de mayor trascendencia en el hombre. Las pasiones humanas constituyeron uno de los temas fundamentales de las tragedias griegas. Hombres y mujeres se veían sometidos de manera incontenible a fuerzas interiores de amor, odio, tristeza y miedo que los arrastraban a cometer actos inconcebibles para una recta razón.

El uso de las plantas en ceremonias y rituales representaba el poder del reino espiritual en la curación, y ponía de manifiesto que hay más espiritualidad en la salud humana de lo que hay en el plano físico. La naturaleza nos da las herramientas necesarias para sanar, física, mental, emocional y espiritualmente nuestro organismo enfermo. Las plantas más usadas en rituales y cultos eran las que pertenecían a la familia de las apiáceas como el hinojo o el perejil, las fabáceas como la mucuna y las lamiáceas como la salvia.

Generalmente, pensamos que el bienestar emocional depende de emociones como el amor, la felicidad y la aceptación, sin embargo, el auténtico indicador de nuestro estado es saber cómo gestionar los sentimientos desagradables y negativos que nos asaltan. Se trata de aceptar sentimientos de un modo que incentive positivamente nuestra salud mental y espiritual.

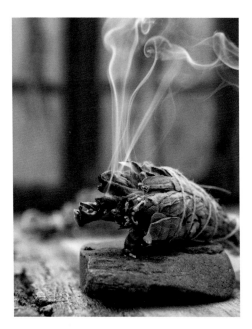

Cómo mejorar emocionalmente

Los remedios herbales naturales son métodos simples y holísticos para tratar enfermedades y dolencias comunes. Al cultivar plantas enriquecemos nuestro conocimiento del mundo natural y aumentamos nuestras defensas ante infecciones y enfermedades. En 2007 se descubrió una bacteria en el suelo de las plantas llamada micobacteria vaccea que liberaba serotonina, lo que comportaba una mejora del estado de ánimo y reducía la ansiedad. Por lo tanto, la interacción con las plantas alivia los síntomas de depresión.

El ser humano tiene necesidad de estar en contacto con la naturaleza de una forma ancestral y evolutiva. Numerosas investigaciones en todo el mundo han demostrado que los entornos naturales ejercen un efecto considerable en el aumento de las emociones positivas y la disminución de las negativas. Antiguamente se creía que las gotas de lluvia en luna llena resplandecían en cada hoja y en los pétalos de las flores e incluso en las ramas de las palmeras, provocando con ello una carga de vida en los ritos sagrados, ritos ancestrales que formaban parte de la supervivencia y que estaban estrechamente vinculados a la madre naturaleza. Las prácticas rituales podían ayudar a soportar un futuro incierto, porque eran amortiguadores de la incertidumbre y la ansiedad.

Hoy en día, está demostrado que las personas que se rodean de vida vegetal y otras formas de belleza natural experimentan beneficios en su estado emocional y psíquico.

Las plantas y los planetas

Los factores que pueden influir en el bienestar emocional pueden ser debido a esfuerzos en el trabajo, trastornos de salud, pérdida de un ser querido o riñas con familiares o amigos, entre otros. La falta de bienestar emocional se traduce en persistentes sentimientos de tristeza o desesperanza, irritabilidad, falta de empatía, cambios en patrones alimenticios o del sueño, fatiga y dificultades para concentrarse, y cambios de humor repentinos.

Todas las plantas mágicas pertenecen a diferentes categorías de regencia planetaria, según las similitudes energéticas que hay entre ellas. Las plantas son el pilar de cualquier ritual mágico relacionado con la astrología puesto que son indispensables en cualquier ritual teúrgico tradicional, es decir, en cualquier práctica mágico religiosa que invoque a los poderes ultraterrenos, ángeles o dioses para comunicarse con ellos en un plano espiritual.

De hecho, las plantas y los astros han estado siempre relacionados. La escutelaria, por ejemplo, regida por Saturno, un planeta que incita a la melancolía, contribuye a combatir los altibajos emocionales. La damiana, en cambio, una planta que enciende pasiones, está regida por Júpiter, planeta de energías cálidas que se deleita en expansión y sabiduría. Marte, sin embargo, es un planeta colérico y su naturaleza es extremadamente caliente y seca. Se apasiona con facilidad, por eso su planta referencial para compensar estas emociones es la bufera, ya que sus poderes ancestrales calman la fatiga y el estrés. El cáñamo es una planta que constituye una gran fuente de energía, por eso está regido por el Sol, que simboliza la esencia vital. Venus gobierna sobre el sentido del tacto y el sentimiento, como la verbena que simboliza amor, protección y juventud. Y no hay que olvidarse de Mercurio y la Luna. Mercurio es un planeta que gobierna sobre la conciencia y la experiencia sensorial, igual que el perejil que purifica y estimula la comunicación con los espíritus. Y en el caso de la Luna, se trata de un planeta que gobierna el agua del cuerpo y, al igual que el Sol, tiene un gran poder sobre el cerebro, por ello se relaciona con el saúco, ya que sus poderes mágicos fomentan la imaginación.

En este apartado hablaremos de las plantas con poderes mágicos para mejorar nuestro bienestar emocional. Cada una tiene sus simbolismos y poderes ancestrales que contribuyen a mantener el equilibrio mente cuerpo. Sus poderes han acompañado al hombre desde que el mundo es mundo y, por ello, las plantas forman parte de apasionantes leyendas y relatos. En las historias populares, por ejemplo, los elfos, criaturas de la mitología escandinava, están considerados divinidades de la naturaleza y, como las ninfas o las hadas, tienen poderes mágicos. El saúco simboliza su morada. Y, al igual que las hadas, que habitan en las flores e intensifican la frecuencia vibratoria de todos los vegetales, los elfos son sus guardianes, y ayudan a preservar el equilibrio, la salud y el desarrollo de las plantas y es que, antiguamente, los seres humanos, el reino natural y el reino de los cielos estaban estrechamente relacionados.

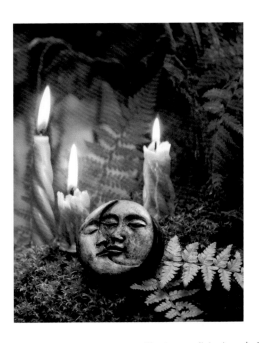

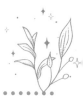

Albizia julibrissin

ALBIZIA

Simbología: felicidad • **Elemento:** Agua • **Planeta:** Saturno
• **Signo del zodíaco:** Piscis • **Poderes:** protección, sueños proféticos y purificación

La albizia pertenece a la familia de las *fabáceas*. Es un arbusto originario de Taiwán, Asia y China, pero también se encuentra en Europa, África y Estados Unidos, sobre todo en zonas tropicales. Su follaje es espeso y abundante, similar al de los helechos. Sus flores crecen como ramilletes de delicados estambres rosados o amarillos. Si bien el nombre genérico se debe al naturalista italiano del siglo XVIII Filippo degli Albizzi, este arbusto también es conocido como árbol de la seda, acacia de Constantinopla, parasol de la China o árbol de la felicidad eterna.

Poderes ancestrales

Los mayas utilizaban la corteza de albizia y las semillas para curar quemaduras tanto en animales como en humanos, y

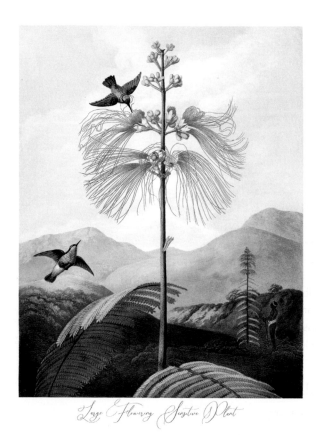

Reproducción de lámina pintada a mano de *Albizia julibrissin,* del *Templo de Flora* (1799-1807) de John Robert Thorton.

también para calmar la tos y estados gripales. Desde tiempos muy remotos, se elaboraban múltiples pócimas con esta planta pero, generalmente, se dejaba secar la corteza del árbol y con ella hacían cataplasmas, infusiones o polvos, denominados «polvos de corteza de la felicidad», ya que incidían en la mejora del estado de ánimo y la limpieza espiritual del corazón. Los botánicos chinos, por su parte, siempre han sostenido que las flores y la corteza de la albizia

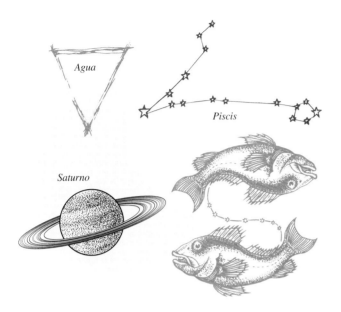

Agua

Piscis

Saturno

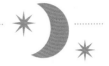

MUY PODEROSA

La albizia permite que los cuatro sentidos, tacto, gusto, vista y oído, se abran hacia afuera, eliminando emociones malignas. Armoniza el corazón e induce a la conciencia a abrirse a la felicidad. Su relación con Saturno protege la salud mental, potencia la mente y ayuda a cumplir los deseos.

En el lenguaje de las flores simboliza la delicadeza. De hecho, su nombre significa «flor de seda». No es casualidad que el nombre en inglés sea *Persian Silk Tree*.

infusionadas son muy eficaces para combatir los estados de ansiedad, el estrés y la depresión. Los curanderos, herbolarios y acupunturistas chinos recomiendan tomar una mezcla de hierbas con corteza de albizia a quienes estén atravesando procesos de dolor y tristeza ocasionados por una pérdida repentina de un ser querido o por cualquier otro trauma emocional grave. Se dice que la corteza de albizia «ancla» el espíritu, mientras que sus flores lo «aligeran». Sus infusiones se emplean también para combatir el insomnio, la falta de entusiasmo, la amnesia, la melancolía y la confusión.

«Las semillas y la corteza del tronco de este arbusto eran utilizados ya por los mayas para sus rituales mágicos y curaciones».

Su sabor dulce calma los cinco órganos Yin (que son: corazón, bazo, pulmones, hígado y riñones); además, enfoca la mente, y contribuye a que las personas se sientan felices. Por otra parte, el consumo a largo plazo provoca una sensación de ligereza en el cuerpo, ilumina los ojos y permite que las personas logren hacer realidad sus deseos. Posee un intenso efecto tonificante.

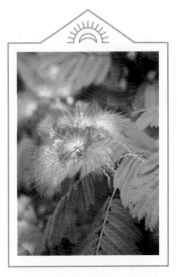

En la medicina tradicional oriental, tanto la corteza como las flores de este arbusto se usan como calmante natural.

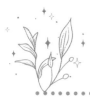

Avena sativa

AVENA

Simbología: integridad y bienestar • **Elemento:** Tierra • **Planeta:** Venus
• **Signo del zodíaco:** Géminis • **Poderes:** reconstituyente ante la fatiga nerviosa

La avena es una planta herbácea que pertenece a la familia de las poáceas. Es originaria de Europa oriental, pero actualmente se cultiva en todo el mundo, salvo en las zonas tropicales. Su fruto es una cariópside que se emplea fundamentalmente con fines medicinales. Cuando la avena está madura y seca se empieza la trilla para obtener la harina que servirá para elaborar los copos de avena. Estos copos contienen valiosos albuminoides, glucósidos, vitamina B, ácidos y sobre todo minerales en forma de silicatos.

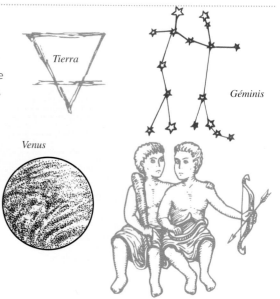

Tierra

Géminis

Venus

Poderes ancestrales

La avena simboliza por excelencia la abundancia. Está regida por el planeta Venus, que encarna el bienestar, y su elemento es la Tierra, de donde se obtiene. En el plano espiritual, Venus convierte el conocimiento en sabiduría, enlaza armoniosamente las facultades mentales inferiores y superiores a través del ritmo que encarna su signo Géminis. Su enfoque en el organismo humano es a través del Tercer Ojo u Ojo del Toro, es decir, el asiento de la sabiduría y la lente a través de la cual el ser humano más desarrollado percibe el mundo.

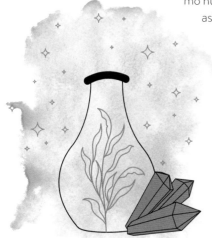

«Si deseas recibir buenas noticias sobre algo en concreto riega un poco de avena en la entrada de tu casa».

En la cultura griega se la identificaba con Deméter, que era la diosa de la agricultura (Ceres en la mitología romana), a quien se le rendía culto para obtener buenas cosechas. Los granos de avena se esparcían durante los rituales de la cosecha para honrar a la Tierra y agradecerle el sustento.

Se utilizaba en rituales o hechizos para atraer bienestar y abundancia ya que proporcionaba fuerza, vitalidad, ánimo y agrandaba el espíritu de lucha. Atraía la prosperidad y los poderes de protección para el hogar y para uno mismo. Parte de sus poderes mágicos se debe a que aumenta los niveles de serotonina en el cerebro, por lo que produce un efecto calmante en el organismo y, al mismo tiempo, un gran bienestar. La avena resulta muy adecuada para combatir el desánimo y estados emocionales bajos. Actualmente no existen dudas acerca de las bondades de esta maravillosa planta. Gracias al enorme poder tonificante del sistema nervioso, reduce el nerviosismo, el agotamiento y el estrés. Si combinamos la ingesta de avena con un poco de corteza de naranja rallada nos traerá abundancia y bonanza.

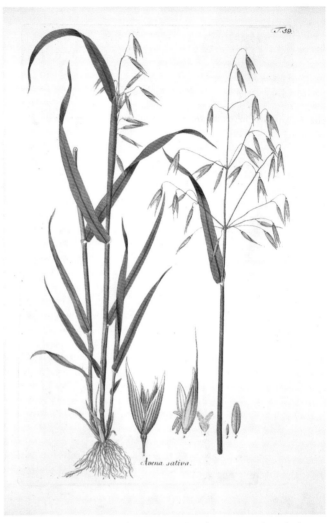

Antigua lámina botánica de *Avena sativa*, de *Iconos y descripciones de pastos austriacos* de Host Nikolaus Thomas, 1801-1809.

SIGNIFICADO SECRETO DE LA AVENA

En magia blanca, la avena significa la llegada de buenas noticias, y se usa en rituales y hechizos donde se desea atraer la abundancia y la prosperidad, como una señal del destino que nos dice que nos merecemos mucho más. Tiene el poder de impedir que se bloquee el flujo natural del universo.

Borago officinalis

BORRAJA

Simbología: armonía del cuerpo y del espíritu • **Elemento:** Tierra • **Planeta:** Saturno • **Signo del zodíaco:** Acuario • **Poderes:** elimina la melancolía y produce felicidad

La borraja, también llamada flor de estrella, es una planta que pertenece a la familia de las boragináceas. Su nombre en latín *borago* significa «fuente de sudor». Es de origen mediterráneo y crece en caminos y sembrados desde principios de primavera.

El aceite de semillas de borraja actúa como emoliente y tonificante, normalmente se emplea para el cuidado del cabello, ya que tiene un alto nivel de ácido linoleico. Otras propiedades medicinales de esta planta es la reducción del estrés, regulación de la presión sanguínea, estimulante del corazón y controlador de los niveles de colesterol.

Poderes ancestrales

Antiguamente los guerreros celtas, los soldados romanos y los caballeros medievales creían que, si antes de entrar en combate tomaban vino elaborado con flores de borraja, redoblaban su fuerza para la inminente batalla. Ya Dioscórides y Plinio el Viejo afirmaron que la borraja era el nepente, la bebida utilizada por los dioses que ayudaba a curar las heridas y a mitigar el alma porque producía olvido. Unos siglos más tarde, Francis Bacon, célebre filósofo y político, y canciller de Inglaterra en el siglo XVI, confesó que

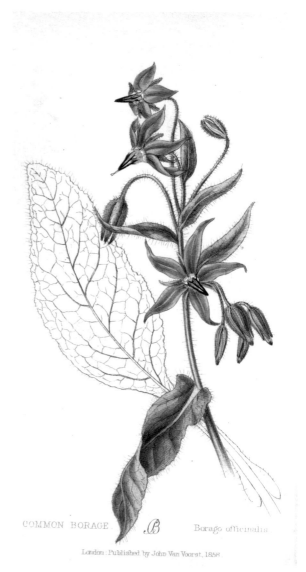

COMMON BORAGE · *Borago officinalis*

London : Published by John Van Voorst, 1858.

Antigua lámina botánica de *Borago officinalis* (Borraja), de Charlotte Berrington, 1858.

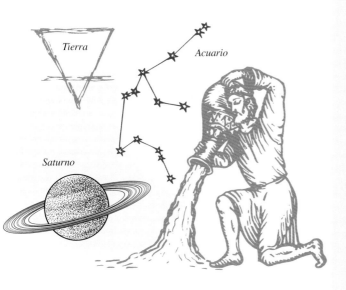

Tierra

Acuario

Saturno

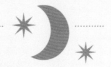

la borraja tenía la capacidad de abordar la melancolía y de hacer feliz a la gente, sobre todo si se mezclaba con vino. En un sentido más místico, esta planta se utilizaba en sesiones de magia para proporcionar paz y tranquilidad en los hogares y, si se tomaba una infusión hecha a base de flores, aumentaba la felicidad de quienes la bebían.

«Simboliza la fuerza, de ahí que la tomaran con vino los guerretos antes de ir a la batalla».

Como podemos ver, esta planta herbácea ha formado parte del amplio repertorio ancestral de vegetales a lo largo de los siglos. Por su relación con el planeta Saturno, representa la disciplina, la responsabilidad y la madurez, pero también simboliza los límites y las restricciones. Nos proporciona una energía que nos ayuda a comprender nuestros límites, nuestras debilidades y nuestros errores. Estimula la producción de adrenalina, por el hierro y las sales potásicas que contiene, razón por la que se le ha llamado «la flor de la alegría». En el plano espiritual, potencia la valentía y nos ayuda a enfrentarnos a la tristeza. Tiene la capacidad de fortalecer los poderes psíquicos y ahuyenta la podredumbre que generan los pensamientos y acciones dañinas.

COSTUMBRES TRADICIONALES

Si nos ponemos una rama de borraja en el ojal, nos convertirá en personas más audaces, capaces de enfrentarnos a seres poderosos y triunfar en nuestras empresas, porque superaremos con éxito todos los obstáculos que nos pone el día a día. Luciremos una amplia sonrisa y nuestros ojos desprenderán felicidad gracias a la seguridad que nos proporcionará esta planta.

Antiguamente si una mujer pisaba una planta de borraja o la comía se decía que se iba a quedar embarazada. Por el contrario, si se disponía a beber una infusión de borrajas y no se quedaba embarazada, se referían a ella como que se quedaba en «agua de borrajas».

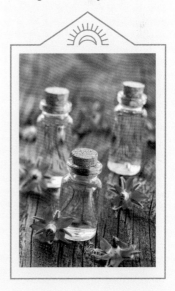

Cannabis sativa

CÁÑAMO

Simbología: fuente de energía • **Elemento:** Fuego • **Cuerpo celeste:** Sol
• **Signo del zodíaco:** Leo • **Poderes:** calma el dolor y tiene poderes alucinógenos

El cáñamo pertenece a la familia de las cannabáceas. Esta planta ya existía como planta salvaje en alguna zona de Asia Central 8000 años a. C. Es una planta herbácea de rápido crecimiento que puede alcanzar hasta 4 metros de altura.

El cáñamo está considerada una planta terapéutica. Por sus propiedades alucinógenas, los pueblos primitivos la utilizaban para paliar el dolor.

Fuego

Leo

Sol

Poderes ancestrales

Hubo un tiempo en que el uso del cáñamo estuvo muy extendido en la magia. Esta planta se ha empleado desde la Antigüedad en hechizos de adivinación, llamados también «hechizos de cáñamo». Se creía que si se llevaba un manojo de cáñamo a una iglesia, a medianoche, en una fecha cercana a la mitad del verano, y se daban nueve vueltas alrededor de dicha iglesia, esparciendo sus semillas por el suelo, se obtenía una visión ancestral y puede que se consiguieran refuerzos legales, relacionados con la justicia.

El cáñamo forma parte de muchos inciensos de adivinación, pues el humo que desprende despierta los poderes psíquicos. Antiguamente, para tener visiones, se prescribía quemar hierba de san Juan y cáñamo delante de un espejo. En China, se realizaban látigos con esta planta que imitaban a las serpientes, con los cuales se azotaba el lecho de los enfermos para ahuyentar los espíritus malignos, causantes de la enfermedad.

La referencia escrita más antigua que existe sobre el cáñamo data del 2727 a. C. Apareció en el libro de farmacopea china *Pen Tsao*, en el

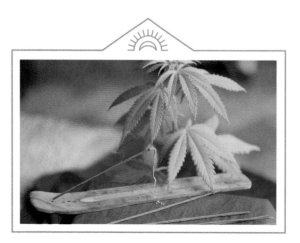

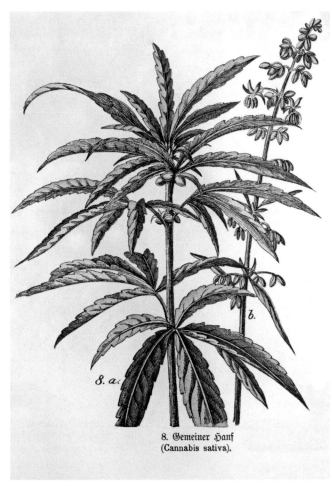

8. Gemeiner Hanf
(Cannabis sativa).

Antigua lámina botánica de *Cannabis sativa* (Cáñamo), (1880-1889), Múnich.

que se describen sus propiedades medicinales. Aunque hay evidencias de que anteriormente se había utilizado para construir cuerdas, tejidos y papel, fueron, sin embargo, los árabes los que en el siglo XV lo expandieron por el continente africano. Se administraba a las mujeres que debían dar a luz para paliar el dolor; secaban la planta para que la masticaran o la mezclaran con alguna bebida para su ingesta.

Uno de los primeros países que utilizó el cáñamo por sus poderes alucinógenos fue la India, siendo el *bhang ki thandai*, una bebida hecha con las hojas del cáñamo, leche, azúcar y especias. El consumo de *bhang* era la forma más común de consumir cannabis en este país. En Europa y el resto del mundo se fuma como la marihuana (hojas y flores secas) o como el hachís (preparado de resina) que se extrae de las plantas hembra.

CONEXIÓN ASTRAL DEL CÁÑAMO

Por su conexión con el astro Sol, representa nuestra conciencia superior, el fuego del espíritu, la expresión más alta de la frecuencia espiritual, activando el recuerdo de nuestra relación con el universo. Representa la conexión entre el mundo material y espiritual, el equilibrio entre el bien y el mal, el orden y el caos, ayudándonos a comprender mejor el propósito de la vida, sus dones divinos y la energía creativa. El Sol, que rige el signo Leo, ilumina las oscuridades del egocentrismo, autoritarismo y orgullo. Activa la voluntad generosa, la creatividad y el amor.

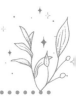

Mucuna pruriens

MUCUNA

∙∙

Simbología: alegría y felicidad • **Elemento:** Aire • **Planeta:** Venus
• **Signo del zodíaco:** Libra • **Poderes:** fortalecer debilidades

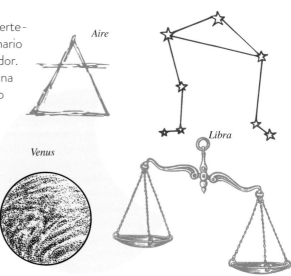

La mucuna es un arbusto trepador que pertenece a la familia de las fabáceas. Es originario de África tropical, India, Caribe y Ecuador. Sus flores y vainas están cubiertas de una pelusa muy irritante si entra en contacto directo con la piel. El polvo de las semillas contiene una alta concentración de levodopa, precursora del neurotransmisor de la dopamina. En la medicina tradicional ayurvédica ya se utilizaba hace 4500 años para el tratamiento de enfermedades mentales.

Poderes ancestrales

También conocida como frijol de terciopelo, la mucuna, en los pueblos indígenas, se usaba para la recuperación de los estados depresivos. En la Antigüedad se utilizó como afrodisíaco, ya que su gran contenido en dopamina incrementaba la libido y tenía una profunda influencia en la función genital, regulando trastornos menstruales, estreñimiento y fiebre. En el sistema herbal chino es conocida como la hierba del Ying y el Yang. Ayuda a restaurar los sistemas suprarrenales, la función reproductiva, la audición y las funciones cognitivas. Su energizante naturaleza restaurativa hace que, combinada con otras hierbas, miel y bebidas calientes, sus efectos sean casi inmediatos.

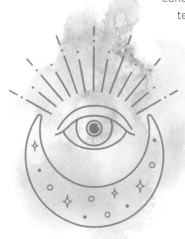

En la Amazonía, desde hace casi 2000 años, los pueblos indígenas han utilizado tradicionalmente los granos de mucuna como sustituto del café, tostando los granos antes de molerlos. Fácilmente se podría decir que toda la cultura tropical utiliza mucuna, ya sea para invocar a los espíritus o para rituales y pócimas medicinales, o bien para rituales alimenticios.

En la medicina ayurvédica, taoísta y china, la mucuna estaba considerada como una hierba potenciadora del Ying o fuerza vital. Tonificaba directamente todos los órganos responsables de los fluidos vitales que regulan la armonía, la fuerza y la conciencia en el cuerpo. Los indígenas que consumían esta planta tenían sueños más vívidos, adquirían ligereza en sus cuerpos y una sensación mágica de conexión con el mundo espiritual. La mucuna estaba considerada una planta sagrada por su gran poder de mejorar la motivación y potenciar sus creencias religiosas y místicas. El amuleto hecho a base de semillas de mucuna constituye un gran escudo protector contra la envidia, el mal de ojo y la negatividad.

En ámbitos espirituales, religiosos y ritualismos chamánicos, la mucuna es muy utilizada por su gran contenido en enteógenos, sustancia vegetal con propiedades psicotrópicas, que, al ingerirla, provoca una alteración de la conciencia. Se trata de una planta que tiene propiedades antidepresivas porque es un aminoácido natural que, al igual que la serotonina, provoca en el cerebro humano un estado de alegría y felicidad.

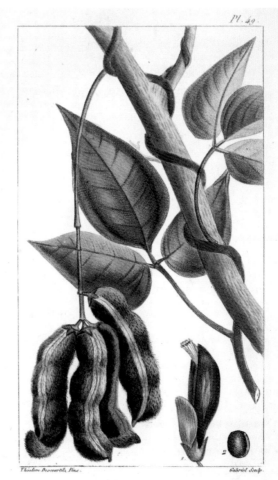

DOLIC À POILS CUISANS.

Lámina de *Mucuna pruriens,* del libro *Flora médica de las antillas.* de M. E. Descourtilz, 1821.

MAGIA INTERIOR DE LA MUCUNA

En el interior de su vaina reside un extraordinario potencial curativo, desde un potente tónico reconstituyente, un excelente afrodisíaco, un antipirético contra la fiebre, un calmante del dolor menstrual, hasta incluso un antídoto contra el veneno de picadura de serpientes, como la víbora de Malaya o la cobra escupidora.

Petroselinum crispum

PEREJIL

Simbología: protección • **Elemento:** Aire • **Planeta:** Mercurio
• **Signo del zodíaco:** Virgo • **Poderes:** purifica y ayuda a comunicar con los espíritus

El perejil es una planta herbácea perteneciente a la familia de las apiáceas. Es originario del Mediterráneo oriental y se utiliza generalmente como condimento en todo el mundo. Es una planta bienal, aunque puede cultivarse también como anual. Forma una roseta de hojas muy divididas y posee tallos floríferos con pequeñas flores amarillentas y negras. Antiguamente, en la cultura grecorromana, se utilizaba como planta curativa. Sostenían que, si se tomaba en ayunas, esta hierba tenía efectos anticonceptivos y, de hecho, aún hoy en día se dice que algunos curanderos utilizan tisanas de perejil con esa finalidad.

Aire

Mercurio

Virgo

Poderes ancestrales

El perejil era la planta predilecta de la diosa Ariadna, una princesa cretense cuyo nombre significaba «la más pura». Se decía de ella que fomentaba las relaciones sociales, protegía contra la envidia y favorecía las amistades. El perejil está regido por el planeta Mercurio, que lo convierte en el símbolo de la mente, ya que actúa como principio iluminador de la vida humana. Este planeta emana las energías del Cuarto Rayo, que en el mundo astral significa armonía a través del conflicto.

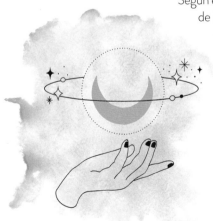

Según el filósofo Aristóteles, si se introducía jugo de perejil en la vagina de las mujeres que padecían trastornos con la menstruación, ayudaba a controlar el periodo de sangrado. Por otra parte, en la antigua Roma, los gladiadores, antes de bajar a la arena, ataban unas ramitas de perejil al cinturón, convencidos de que dicha hierba les propiciaría fuerza y astucia. Los senadores del senado romano solían esconder unas ramitas de perejil en el interior de sus togas para ahuyentar la mala suerte.

Cuenta la leyenda que, en la antigua Grecia, existía la creencia de que el perejil nació de la sangre de Ofeltes, hijo del rey de Nemea y Eurídice, cuando fue estrangulado por una serpiente. Este hecho provocó que durante muchos años se considerara el perejil una planta «sagrada» y desató un sinfín de

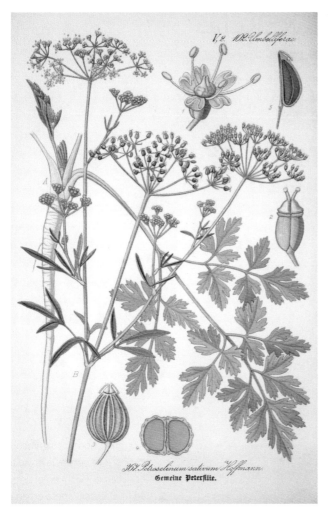

supersticiones, desde poner unas ramitas en los hogares como protección hasta colocarlas sobre las tumbas. Con el perejil se llegaron a hacer coronas para los vencedores de los juegos fúnebres y también se les daba a los caballos para que adquirieran más fuerza y vigor.

> «Para las brujas era un amuleto de protección contra el demonio y la magia negra».

En los banquetes, muchos romanos llevaban manojos de perejil sobre sus cabezas, como protección, por temor a que alguien los envenenara. O bien lo colocaban en sus platos no como guarnición o adorno, sino para prevenir que la comida se contaminara. Las novias usaban perejil en sus ramos de boda para evitar los malos espíritus. En la Edad Media se decía que si se arrancaba el perejil de raíz mencionando el nombre de un enemigo, este moriría de inmediato.

Antigua lámina botánica de *Petroselinum crispum*, del libro *Flora de Alemania, Austria y Suiza,* de Otto Wilhelm Thomé. Alemania, 1885.

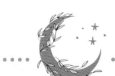

MAGIA BLANCA CON PEREJIL

Si pones perejil con sal y canela en cualquier lugar de la casa, evitarás la negatividad y las malas vibraciones. Si pones perejil sobre la fotografía de un ser querido, junto a una vela blanca, potenciará la salud de dicha persona.

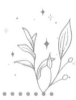

Salvia officinalis

SALVIA

Simbología: inmortalidad y longevidad • **Elemento:** Aire • **Planeta:** Júpiter
• **Signo del zodíaco:** Sagitario • **Poderes:** purificación y sabiduría

La salvia pertenece al género más numeroso de la familia de las lamiáceas. Es de origen mediterráneo, donde crece de forma espontánea y se cultiva principalmente sobre suelos calcáreos. Sus hojas de color gris verdoso y de superficie rugosa son de tamaño variable, según sea su posición en el tallo, y están dotadas de unos tricomas (pelillos) que evitan la pérdida hídrica. El término salvia proviene del nombre latino *salvare*, que significa «curar, salvar» y alude a las propiedades medicinales atribuidas a esta especie.

Poderes ancestrales

La salvia es una hierba mágica por excelencia. Es la planta de los oráculos y de los amuletos. Está considerada una de las más protectoras, ya que limpia las energías. En el mundo mágico fomenta la sabiduría, la curación y la limpieza energética. El elemento Aire lo representa. En la antigua cultura popular se la conocía como la planta de la inmortalidad. Los galos sostenían que

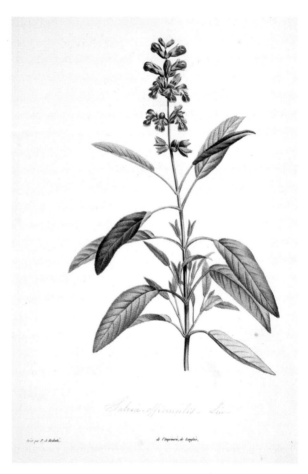

Lámina botánica de *Salvia officinalis,* del libro *La botánica de J.J. Rousseau,* ilustrado por P.J. Redouté, 1805.

podía destruir cualquier tipo de mal. Los druidas preparaban una especie de brebaje con poderes curativos, cuya planta principal era la salvia. Los brujos y magos la valoraban por su intenso poder para deshacer hechizos y potenciar la longevidad, dado que si cada día se ingería salvia les alargaba la vida. En la medicina medieval se consideraba un buen cicatrizante para curar heridas. Las damas de aquella época utilizaban la salvia para refrescar el aliento y em-

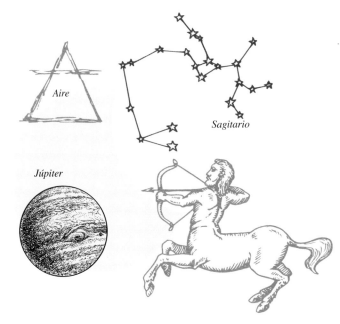

Aire

Sagitario

Júpiter

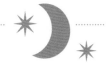

Los chamanes nativos de Norteamérica quemaban los tallos de la salvia cuando estaban secos para beneficiarse de sus poderes alucinógenos, ya que sostenían que de esa manera entraban en contacto con los guías espirituales y espíritus protectores. También utilizaban salvia de manera terapéutica, pues con ella curaban afecciones como el reumatismo, el dolor de cabeza y la anemia.

blanquecer sus dientes. Y no solo eso, también elaboraban aceites con sus hojas y se untaban el cuerpo, ya que les proporcionaba bienestar físico y emocional, además de mejorar su olor corporal.

«Antiguamente se hacían rituales con salvia para limpiar y renovar la energía corporal».

Cuenta la leyenda que la Virgen y su hijo Jesús, de camino hacia Egipto, oyeron cómo se acercaban los soldados de Herodes a caballo. Entonces buscaron un lugar donde esconderse, pero solo había tres plantas: un rosal, unos tréboles y una planta de salvia. La Virgen preguntó al rosal si podía ocultarlo, pero este respondió que no porque si los descubrían los soldados le cortarían sus rosas; preguntó entonces a los tréboles, pero le respondieron con un no rotundo, porque de ser descubiertos los soldados los cortarían con sus espadas. Así que la Virgen se lo preguntó a la salvia y esta, conmovida por el peligro que corrían, le dijo que sí. Y cuando se escondieron tras la planta, esta comenzó a crecer y florecer hasta ocultarlos por completo. Y así los soldados pasaron de largo. Desde entonces, la salvia ofrece propiedades curativas por su bondad y generosidad, mientras que al rosal le salieron espinas para que nadie pudiera tocarle y los tréboles se quedaron pequeños para siempre.

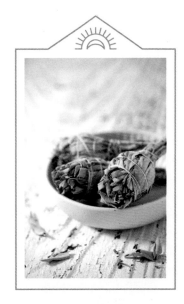

La salvia es la planta de la «sanación» y se dice que sus propiedades curativas se deben a la influencia de Júpiter.

Sambucus nigra

SAÚCO

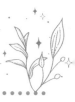

Simbología: la morada de las hadas y los elfos • **Elemento:** Fuego • **Cuerpo celeste:** Sol
• **Signo del zodíaco:** Sagitario • **Poderes:** potencia la imaginación

El saúco pertenece a la familia de las adoxáceas y es originario del Perú y de las regiones adyacentes. Se desarrolla y se distribuye desde Argentina hasta Costa Rica. Crece tanto en suelo húmedo como seco, principalmente en localidades soleadas. En las regiones mediterráneas suele crecer alrededor de ríos y lagos. Florece a mediados de verano y su fruto carnoso proporciona un buen alimento para muchas aves. Las bayas, una vez cocinadas, son comestibles, pero las demás partes de la planta son tóxicas por su gran contenido en cristales de oxalato cálcico.

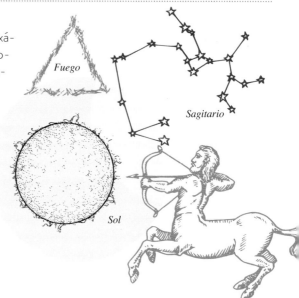

Poderes ancestrales

El saúco era la planta sagrada de los celtas, pues los druidas aseguraban que en ella moraban los espíritus del aire, las hadas y los elfos. Las deidades que lo habitaban prendían la llama de la imaginación. Hacían rituales de enlace y, amparados bajo sus ramas, bendecían las uniones de los que asistían a las ceremonias. Celebraban rituales de «transferencia» poniendo las plantas sobre las tumbas de los fallecidos para que los dioses los acompañaran en su viaje. Estos rituales se celebraban siempre de día porque por la noche los espíritus necesitaban tranquilidad y paz, ya que podían ser vengativos si no se les respetaba esta necesidad.

En las culturas precristianas el saúco se consideraba una planta mágica. El respeto por esta planta era algo sagrado, así que castigaban a aquel que la dañaba o la cortaba, ya que, por ser una planta que representaba la dualidad de lo bueno y lo malo, lo

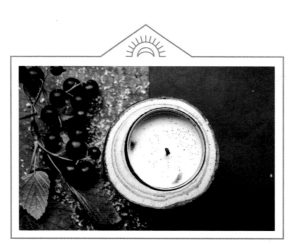

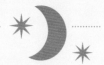

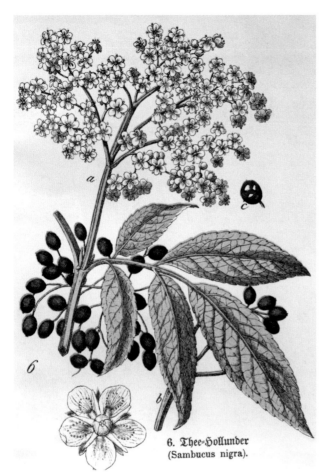

Lámina de *Sambucus nigra*, grabado del Dr. Willibald Artus, en el libro *Manual de plantas médico-farmacéuticas*, 1876.

PROTECCIÓN DE LA CASA

Cuenta una leyenda que los lugareños del parque natural de Peñagolosa, en el Maestrazgo (Teruel), plantaban saúco junto a las puertas de sus casas, no solo por sus propiedades curativas, sino por una creencia ancestral referente a la bruja del Agujero del Quiñó. La concavidad por donde se cuelan las aguas de esta localidad era, según se dice, el hogar de la bruja. Y cuando se inundaba su casa, la bruja salía en busca de las niñas de la zona y estas desaparecían. Para proteger a las pequeñas de este ser maligno, sus habitantes plantaban un saúco a las puertas de sus hogares por el poder protector que este ejercía contra la temible bruja.

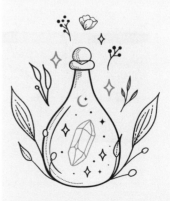

útil y lo inútil, se temía su venganza. Con el cristianismo pasó a ser una planta maldita y temida, y se la asoció con la muerte, ya que se decía que Judas Iscariote se colgó de un saúco. Con las influencias cristianas, el saúco perdió su carácter místico. Los cristianos la consideraron una planta maléfica. Se creía que las brujas satánicas habían sido transformadas en saúcos. En contraposición a las hadas y elfos protectores de las leyendas paganas, a sus frutos, en algunas regiones españolas, se los conoce como «uvas de bruja».

Durante la Edad Media primaron más los aspectos positivos que negativos del saúco, pero siempre hubo un denominador común, el gran respeto que inspiraba ese arbusto.

ESCUTELARIA

Simbología: paz • **Elemento:** Tierra • **Planeta:** Saturno
• **Signo del zodíaco:** Capricornio • **Poderes:** ayuda a combatir los altibajos emocionales

La escutelaria es una planta herbácea de la familia de las lamiáceas. Es originaria de Norteamérica, Europa y Asia, donde crece en praderas y lugares húmedos en los márgenes de los ríos. Es una planta perenne y sus tallos son de sección cuadrada y ramificados. Las hojas tienen bordes dentados y las flores, siempre en pares, son de color azul o violeta. El nombre de escutelaria deriva de la palabra griega *escutella* que significa «pequeño plato» en referencia a los sépalos que brotan con esta forma durante la fructificación; y *galericulata* viene del latín y significa «pequeña tapa».

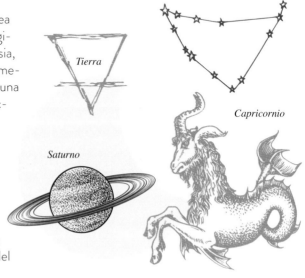

Tierra

Capricornio

Saturno

Poderes ancestrales

Desde hace miles de años, la escutelaria ha sido utilizada en la medicina tradicional china para elaborar el *huang qin*, un tónico de alta calidad que se extrae de la raíz seca de esta planta. Se dice que limpia el calor y seca la humedad. Es un poderoso neuroprotector que estimula tanto la memoria como la capacidad de incorporar nuevos saberes. Las sustancias activas propias de su composición, como la baicaleína, la han convertido en una planta primordial para curar enfermedades virales. La cultura china sostiene que la ingesta de esta planta aleja el fuego del demonio y destruye el mal. Las raíces de escutelaria se han utilizado en China desde hace más de 2 000 años para la elaboración de diversos remedios terapéuticos.

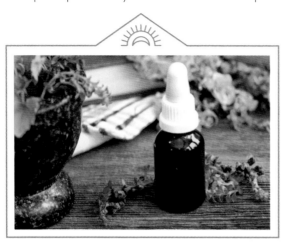

En la cultura indioamericana, los curanderos cheroquis utilizaban la escutelaria para calmar las alteraciones de los estados de ánimo que sufrían las mujeres con la menstruación. En América se utilizó también como remedio contra la rabia. En Europa alcanzó la fama en la medicina popular como analgésico y para curar heridas.

«En el siglo XVIII, la escutelaria se utilizaba para curar la rabia».

En el plano emocional, se trata de una planta óptima para mejorar el estado de ánimo, porque es una restauradora del sistema nervioso y tiene la capacidad de combatir el estrés y la ansiedad. Los pueblos primitivos de Norteamérica preparaban infusiones con hojas de escutelaria como relajante.

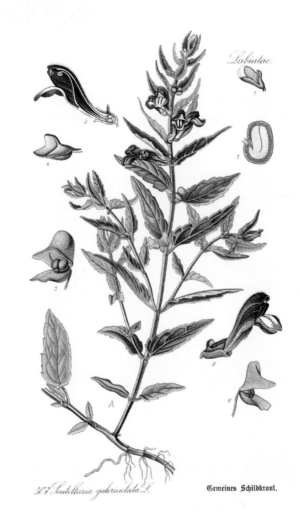

Antigua lámina botánica de *Scutellaria galericulata*, del libro *Flora de Alemania, Austria y Suiza*, de Otto Wilhelm Thomé. Alemania, 1906.

PARA LA CURA EMOCIONAL

La escutelaria siempre ha formado parte de la brujería y la magia para sellar juramentos y compromisos. Se utiliza en la magia del baño y para fomentar la fidelidad, pero también para tratar los estados emocionales. Los pueblos primitivos de Norteamérica preparaban infusiones con esta planta para combatir el agotamiento nervioso y la ansiedad. Si se combina con otras plantas, como la salvia, el lúpulo y el tomillo se obtienen efectos relajantes.

Turnera diffusa

DAMIANA

Simbología: enciende pasiones • **Elemento:** Fuego • **Planeta:** Júpiter
• **Signo del zodíaco:** Sagitario • **Poderes:** potente afrodisiaco

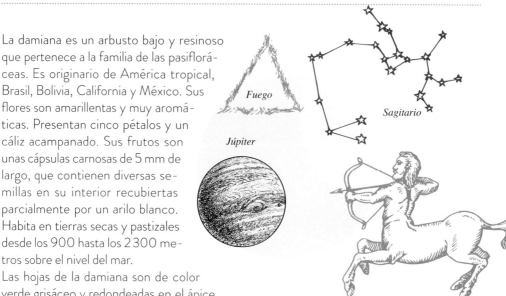

Fuego

Júpiter

Sagitario

La damiana es un arbusto bajo y resinoso que pertenece a la familia de las pasiflorá-ceas. Es originario de América tropical, Brasil, Bolivia, California y México. Sus flores son amarillentas y muy aromá-ticas. Presentan cinco pétalos y un cáliz acampanado. Sus frutos son unas cápsulas carnosas de 5 mm de largo, que contienen diversas se-millas en su interior recubiertas parcialmente por un arilo blanco. Habita en tierras secas y pastizales desde los 900 hasta los 2 300 me-tros sobre el nivel del mar.

Las hojas de la damiana son de color verde grisáceo y redondeadas en el ápice. Cuando se trituran emiten una fragancia poderosa parecida a la manzanilla. Los tallos madu-ros de esta especie llamada «*diffusa*» son leñosos, al contrario de los conocidos como «*ultmi-folius*» que son herbosos y de hojas más grandes.

Poderes ancestrales

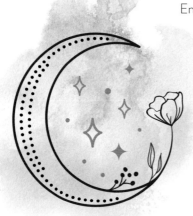

En el campo espiritual, su vinculación con el planeta Júpiter potencia al ser humano a ampliar horizontes y le ayuda en la superación, una tarea que es complementada por su signo Sagitario. Se ha empleado en rituales mágicos para afianzar el vínculo con la pareja o bien para rom-per algún hechizo, enviando amor puro a quien nos desea el mal. Los mayas utilizaban las semillas de da-miana para sus rituales de sanación.

Se dice que detrás de las propiedades de esta planta para aumentar la libido, existe la clara evidencia de que eso se produce porque es un potente tónico para supe-rar el estrés y la falta de energía. Algunos infusionan sus hojas con alcohol, otros la fuman mezclada con otras hier-bas para alcanzar un estado de relajación. Reduce las barre-

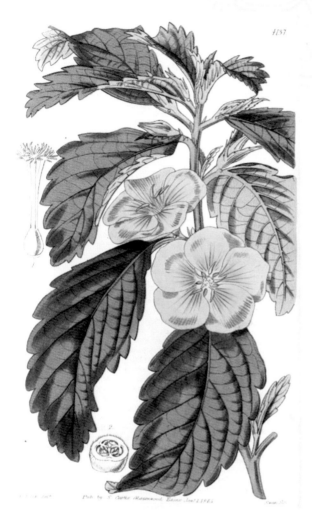

ras e inhibiciones inherentes del cuerpo energético, lo que potencia la clarividencia y la proyección astral.

En la cultura maya, la damiana estaba considerada un gran lenitivo espiritual ya que reforzaba la mente y potenciaba la vitalidad. Los mayas solían dar masajes en el cuello y en la espalda con aceite de damiana mezclado con sándalo, de esta forma aliviaban la mente y la protegían contra la ansiedad. Era muy habitual, antes de comenzar una práctica de sanación con un individuo de la comunidad, limpiar su energía y los malos espíritus con rituales de baños mágicos. Estas prácticas de limpieza física y espiritual se hacían con una serie de plantas dulces que se mezclaban en el agua con raíces y hojas de damiana.

Al parecer, los conquistadores observaron cómo los mayas consumían las hojas de esta planta machacadas, o infusionadas, para tratar enfermedades.

Antigua lámina botánica de *Turnera diffusa*.

DAMIANA PARA RETOMAR EL AMOR

La damiana es muy utilizada en las pócimas para paliar las desazones y angustias amorosas. Si se maceran las hojas de damiana en un vaso de vino durante tres horas, y luego se rocía con ella el espacio entre la puerta delantera y trasera (si la hay) de la casa, asegurará el regreso de un amante. Es preciso que el rociado se realicé durante 21 días para que este ritual sea efectivo.

Verbena officinalis

VERBENA

Simbología: amor, protección y juventud • **Elemento:** Tierra • **Planeta:** Venus
• **Signo del zodíaco:** Tauro • **Poderes:** curativos físicos y psíquicos

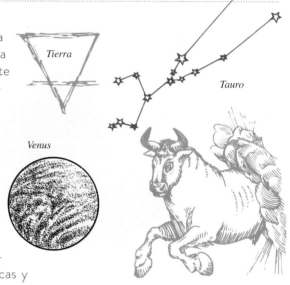

Tierra

Tauro

Venus

La verbena es una hierba perenne de la familia de las verbenáceas. Es originaria del sudoeste de Europa. Actualmente también crece en Asia, África y América. Tiene un tallo recto, obtuso y cuadrangular muy ramificado. Las hojas son opuestas y pinadas con lóbulos profundos. Sus flores son de color azul púrpura o lila claro y se agrupan en espigas. El fruto consta de una cápsula con cuatro semillas. En el noroeste europeo se la consideró una hierba sacra, que se utilizaba en rituales para limpiar el ambiente y protegerse de las enfermedades demoníacas y vampiros.

Poderes ancestrales

Desde la antigüedad, los herbolarios usaban esta hierba para facilitar el parto, aumentar el flujo de leche materna, y curar las úlceras y las hemorroides. Sin embargo, el principal poder de la verbena es el de mejorar el estado de ánimo, aliviar los sentimientos asociados a la ansiedad y el estrés, y proporcionar bienestar. Una infusión de verbena es muy recomendable para aplacar el sistema nervioso central y facilitar el sueño, porque, de hecho, se trata de un excelente antídoto para combatir la inquietud y la irritación emocional.

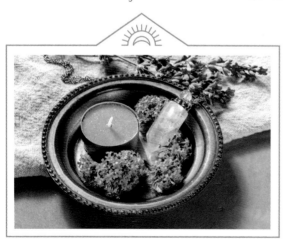

Los sacerdotes de la antigua Roma empleaban la verbena para purificar los altares de Júpiter. Se barrían con sus ramas, con las que también se entretejían las coronas de los sacerdotes que oficiaban en los sacrificios, junto con hojas de laurel, olivo y mirto. Estas coronas también se utilizaban para recibir y despedir a personas importantes.

Los druidas de la Galia y los sacerdotes anglosajones empleaban verbena en sus ceremonias mágicas. Sin embargo, para ello, esta planta debía recolectarse en verano y, preferiblemente, en la noche del solsticio. Por esta razón surgió la creencia de que tomar verbena el día de San Juan libraba de la mordedura de la culebra y prevenía el reuma, así como algún otro tipo de mal. De ahí también que esa noche acabara llamándose verbena.

A lo largo de la Edad Media, la verbena se utilizaba en cualquier tipo de pócima mágica, así como se colgaban sus ramas de las puertas de las iglesias para protegerlas del mal. En la actualidad, la verbena sigue siendo una planta que, por sus poderes mágicos, se utiliza en los rituales de amor y hechizos protectores de dinero y prosperidad. Se dice que los que llevan encima una rama de verbena tienen garantizada la juventud eterna.

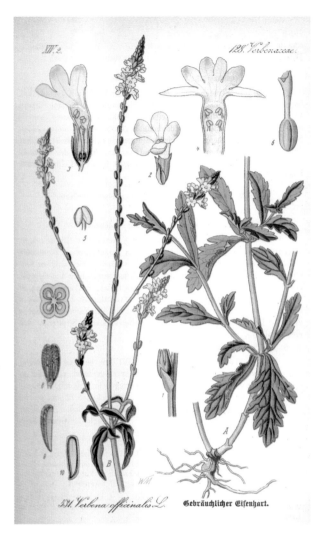

Antigua lámina botánica de *Verbena officinalis*, de *Flora von Deutschland, Österreich und der Schweiz,* del ilustrador y botánico alemán Otto Wilhelm Thomé (1885).

MÚLTIPLES PROPIEDADES MÁGICAS

Se dice que si se aplicamos jugo de verbena en todo nuestro cuerpo adquiriremos la facultad de visionar el futuro, que se cumplan todos los deseos, que los enemigos se conviertan en amigos, que se unan los amantes y que se forje una protección contra los encantamientos.

Withania somnifera

BUFERA

Simbología: energía y vitalidad • **Elemento:** Tierra • **Planeta:** Marte
• **Signo del zodíaco:** Aries • **Poderes:** combate el estrés y la ansiedad

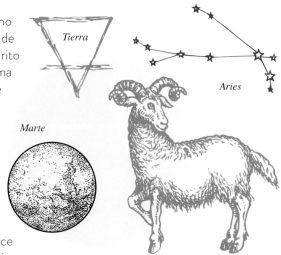

La bufera, también conocida como ginseng indio, pertenece a la familia de las solanáceas. Su nombre en sánscrito es «*ashwagandha*» que significa «aroma de caballo» por el particular olor que desprende. Se trata de un arbusto de hoja perenne, originario de India, Pakistán, Sri Lanka, sur de Europa y noroeste de África, pero actualmente crece en todos los climas templados.

Este arbusto es uno de los más importantes en la filosofía india ayurvédica donde se ha utilizado desde hace miles de años en tratamientos de diversas enfermedades. Su té está considerado un rasayana, es decir, que posee propiedades sorprendentes para el rejuvenecimiento de la piel. Además, potencia un buen estado físico y mental.

Poderes ancestrales

En el plano espiritual, la bufera, por su conexión con el planeta Marte, representa el modo en que nos enfrentamos a los desafíos que nos trae la vida. El deseo de sobrevivir, la pasión al servicio de la acción. Nos proporciona la fuerza creativa, la determinación y el deseo de conquista.

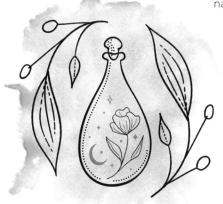

Su relación con el elemento Tierra nos vincula a todo lo relacionado con el ámbito familiar, la rutina y lo convencional, en definitiva, con esa parte de nosotros mismos que nos proporciona estabilidad. La bufera, por su composición química (alcaloides, saponinas) provoca una acción inhibidora en el sistema nervioso, proporcionando un estado de relax y positividad en el organismo. Se trata de una planta que está regida por el planeta Marte, y por ello está dotada de la fuerza del guerrero.

El historiador inglés Robin Lane Fox señala que antiguamente la bufera se utilizaba para la elaboración del vino. Los herbolarios ingleses también la conocían con el

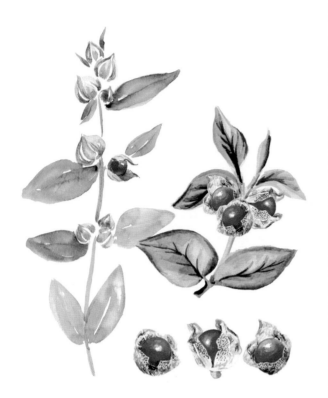

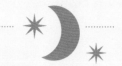

nombre apolinar porque según una antigua leyenda, el dios Apolo le entregó la planta a Asclepio (Esculapio en la mitología romana), dios de la medicina y la curación, para que elaborara pócimas mágicas de sanación.

En la filosofía ayurvédica se define a las plantas por su sabor y por el efecto que producen en el aparato digestivo, pero, en algunas ocasiones, existe una magia inexplicable que hace que una planta, debido a sus peculiaridades, no se pueda determinar solamente por estos factores. Este es el caso de la bufera, ya que tiene efectos estimulantes y sedantes al mismo tiempo, lo que significa que potencia la energía, pero produce, a la vez, un efecto calmante y de bienestar.

Se trata de una planta adaptógena, término que se reserva a las plantas medicinales que se han utilizado a lo largo de miles de años en la medicina tradicional china y ayurvédica por sus ricas propiedades curativas para gestionar los efectos del estrés y regular el equilibrio emocional. La bufera tiene un gran poder revitalizante.

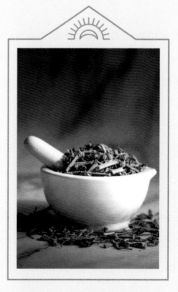

Una infusión de bufera nos ayuda a afrontar los contratiempos, propios de la vida.

PLANTAS
para combatir la ansiedad

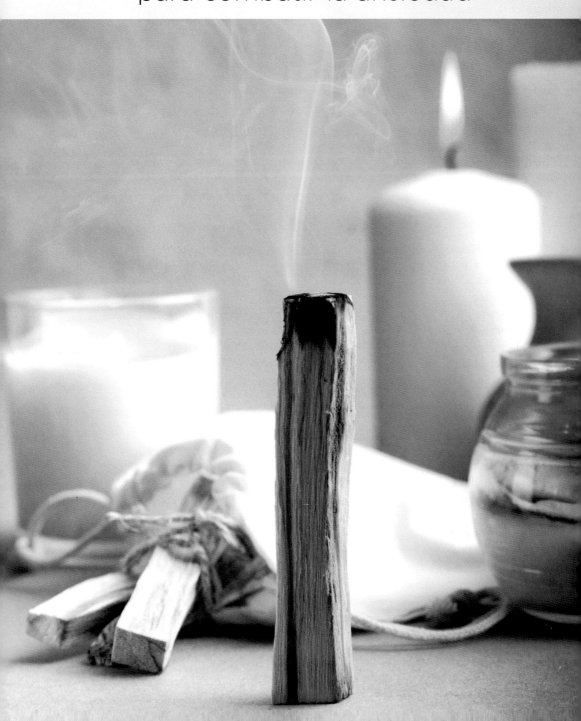

Durante la era del dominio griego se acuñó el término «histeria» que significaba malas noticias para las mujeres que eran propensas a sufrir ansiedad. Creían que el comportamiento histérico de la ansiedad, como el pánico, era, de hecho, causado por el útero que deambulaba por el cuerpo obstruyendo los conductos, la respiración, y causando todo tipo de trastornos. También se sospechaba que la ansiedad estaba relacionada con el flujo femenino, el cual, debido a la falta de relaciones sexuales, se almacenaba en el cuerpo y se convertía en veneno, provocando que las mujeres se comportaran de una manera extraña y agitada.

Los médicos y filósofos griegos y romanos distinguieron la ansiedad de otros tipos de afecto negativo, y la identificaron como un trastorno médico. Los antiguos filósofos epicúreos y estoicos sugirieron técnicas para alcanzar un estado mental libre. Séneca, por ejemplo, enseñó a sus contemporáneos cómo liberarse de la ansiedad en su libro *De la paz mental*. En él se compara el estado ideal de tranquilidad *tranquillitate animi*, lo que los griegos llamaban *eutimia*.

El poder terapéutico de las plantas en la Edad Media y el Renacimiento

Durante la Edad y Media y el Renacimiento, las mujeres propensas a la histeria a menudo eran acusadas de ser brujas. El hecho de padecer ansiedad o tener síntomas físicos de angustia, a los que no se les encontraba explicación alguna hizo que estas mujeres fueran tachadas de endemoniadas y de poseídas, y por ello sometidas a tortura, y luego se las ejecutara o fueran quemadas en la hoguera. En aquella época, muchas de estas mujeres preparaban brebajes y pócimas con plantas para combatir ese estado de «posesión» que padecían, o bien simplemente para purificarse de esos males, defenderse y protegerse.

La caída de Constantinopla en 1453 comportó que el legado de las culturas romanas, bizantinas y árabes expandiera el conocimiento de la farmacopea botánica. La época de los grandes descubrimientos enriqueció el conocimiento de las plantas con fines terapéuticos. En el siglo XVI las plantas medicinales, que hasta entonces habían sido monopolio de los boticarios, se convirtieron en objeto de estudio en las universidades italianas, donde eran observadas, trasplantadas y cultivadas por eruditos botánicos tanto en la naturaleza como en los jardines privados. La Toscana fue uno de los principales centros europeos en este nuevo campo de investigación, en gran parte gracias a los grandes duques de Médici, que patrocinaron y mantuvieron la investigación y la enseñanza, al mismo tiempo que se interesaron no solo por las plantas sino también por su uso terapéutico.

Si bien algunos médicos de la época condenaron los elixires, polvos y otros remedios mágicos, esta visión no fue compartida por la mayoría de botánicos del Renacimiento. El interés por las curas milagrosas no decreció. Hasta el siglo XVIII, las medicaciones de los médicos-curanderos estaban muy influenciadas por prácticas mágicas. Los numerosos viajes al Nuevo Continente introdujeron nuevas plantas en Europa, así como numerosos remedios secretos y rituales mágicos de sanación.

Las plantas de los nahuas y de otros pueblos primitivos

Entre los antiguos nahuas, grupo de pueblos primitivos de Mesoamérica, la sensación de miedo era expresada corporalmente de forma distinta entre hombres y mujeres. Así la mujer y el niño expresaban el miedo a través del llanto, mientras que el hombre lo manifestaba a través de una actitud guerrera. Estos gestos no se limitaron a ser meras expresiones de miedo, sino que se concibieron como prácticas defensivas para rebajar el peligro. Las prácticas de los guerreros nahuas mantuvieron ocupados a los curanderos, ya que a aquel que era atravesado por una flecha, se le aplicaban en las heridas hojas y cortezas de plantas, como el céreo, combinadas con sal y salvia. Estos pueblos indígenas crearon una serie de documentos pictóricos llamados «códices» que no eran más que unos inventarios de plantas medicinales que consideraban mágicas, como la valeriana o la calderona amarilla, con efectos de protección y reversión. Otras plantas se utilizaban para romper maleficios y calumnias, y también en encantamientos de magia popular para asegurar un sueño reparador. Los indígenas creían que muchas plantas que se asemejaban a objetos sagrados tenían el poder de repeler a los malos espíritus, y entablaban una relación con los seres humanos como proveedoras de salud y guías espirituales, o bien como amuletos contra las hadas malvadas.

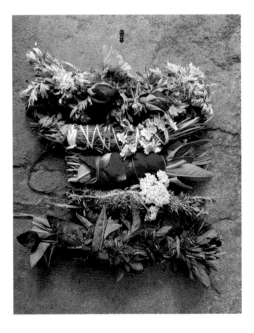

Las plantas tenían el poder de alinear a las personas con su fuerza interior y ayudarles a conectar con el conocimiento ancestral. Algunos chamanes usaban plantas de hoja perenne para cambiar de forma mágica y trabajar con la energía animal del oso. El vínculo con este animal y el coraje personal constituían un buen motivo para relacionar esta energía con el planeta Marte, el dios de la guerra.

Algunas leyendas de la región del mar Egeo contaban que la ingesta de plantas mágicas expulsaría las flechas de las heridas de los guerreros y harían que el veneno saliera del cuerpo. Estas hierbas solían ser plantas regidas por el astro Sol. En algunas ceremonias occidentales de la isla de Creta, consideraban que las hierbas con poderes ancestrales hacían que los espíritus se manifestasen, ya que cuando eran quemadas en cantidades generosas, los espíritus aparecían en el humo, creando un ambiente favorable para el trance y la proyección astral. También se utilizaban para la limpieza interior y la consagración, absolviendo al sanador mágico o chamán de cualquier culpa. Otra creencia popular sostenía que todas las plantas venenosas pertenecían a Saturno por ser considerado uno de los planetas más grandes y poderosos.

Por ejemplo, los médicos tradicionales del altiplano ecuatoriano, conocidos como curanderos o limpiadores, hacían un amplio uso de las plantas con poderes mágicos para tratar enfermedades sobrenaturales, que ellos relacionaban con el universo, como la pérdida del alma, los vientos malignos, el miedo, el mal al prójimo o el mal de aire. Se conocía como «masajeadores» a aquellos curanderos que utilizaban aceites y ungüentos mágicos para curar a través del masaje corporal a individuos que sufrían enfermedades del alma.

La influencia de los planetas en las plantas

Todas las plantas que describimos en este libro están unidas simbólicamente a un elemento (Fuego, Aire, Agua o Tierra), y asociada a un planeta. Según los astrólogos, existe una serie de rituales con plantas para calmar los planetas y lograr resultados auspiciosos. Los eruditos han relacionado estas plantas mágicas según su vinculación planetaria. Las plantas para aliviar los males del alma son las relacionadas con el Sol. El mantra para superar los obstáculos alude a la Luna. Para limpiar la influencia de Marte, Mercurio y Júpiter se utilizan plantas cuyos poderes se hallan concentrados en sus raíces. Saturno corresponde a la categoría melancólica, muestra una energía seca y fría, por lo tanto, las plantas duras y nudosas tienen cualidades saturninas. Venus gobierna con energías cálidas y húmedas, nuestro sentido del tacto y nuestras emociones, por lo que las plantas suaves muestran cualidades venusinas. En definitiva, la Tierra y el Universo están estrechamente relacionados.

Si hacemos un repaso a través de la historia de la humanidad, nos daremos cuenta de que hay algunas plantas que, desde siempre, han despertado el interés por sus aspiraciones espirituales y por su uso en ceremonias y rituales. Plantas dulces que nutren el espíritu. Por ejemplo, la calderona amarilla fomenta la meditación y fortalece nuestro espíritu, igual que la melisa, planta que aplaca la inquietud y el desasosiego.

Por su parte, la valeriana o la flor de la pasión son plantas que ayudan a superar los estados de «bipolaridad», ya que sus propiedades sedantes reducen la ansiedad y excitabilidad. Una infusión de raíz de valeriana o de flor de la pasión un par de veces al día es muy recomendable para «sedar» los nervios.

La manzanilla también es muy recomendable para aplacar los nervios, por su efecto sedante; sin embargo, otras, como la ruda, son más aconsejables para paliar el dolor de cabeza y digestivo. Las plantas de acción prolongada, como la adormidera, se recomiendan para no tener un sueño interrumpido, pero hay que tener en cuenta que las dosis excesivas pueden provocar dolor de cabeza y otros efectos nocivos, como desequilibrios del sistema nervioso.

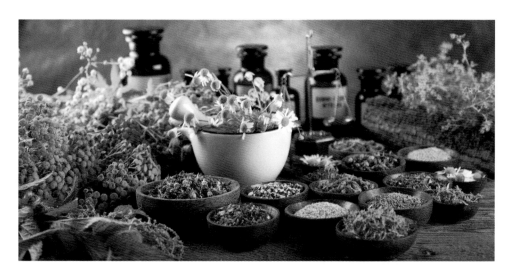

Artemisia dracunculus

ESTRAGÓN

Simbología: coraje • **Elemento:** Fuego • **Planeta:** Marte
• **Signo del zodíaco:** Aries • **Poderes:** relajante y potenciador de la positividad

El estragón es una planta que pertenece a la familia de las asteráceas. Es originaria de Eurasia y Norteamérica. Se caracteriza por tener hojas estrechas, ligeramente flojas y afiladas, que crecen a partir de un tallo largo y delgado. Su aroma es ligeramente anisado, con toques dulces y picantes. La inflorescencia, terminal o lateral, es una cabecita de 2-4 mm de diámetro con más de 40 pequeños floretes amarillos o amarillo verdoso. Su fruto tiene forma de cajita alargada.

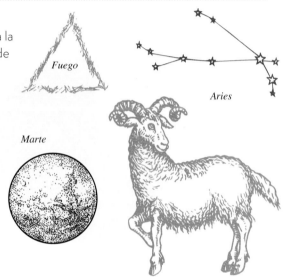

Poderes ancestrales

Etimológicamente, se cree que su nombre se refiere a la hermana gemela de Apolo, Artemisa, diosa griega de la caza y de las virtudes curativas; pero según otros se cree que hace referencia a Artemisa II, esposa de Mausolo, rey de Caria, una experta en botánica y medicina.

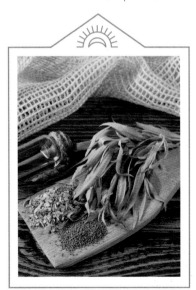

El estragón está relacionado con la leyenda de Hipólito, que fue engullido por un dragón. De ahí deriva el término latino de la planta *dracunculus* («dragón pequeño»), y textos antiguos revelan que el estragón se llevaban en las vestimentas como remedio contra las mordeduras de serpiente.

Conocida como el «pequeño dragón de Europa y Asia» esta hierba resulta muy beneficiosa para la salud mental y psíquica. Al crecer, su sistema de raíces adopta la forma de una serpiente, que lucha contra otras plantas, estrangulándolas para dominar su hábitat.

Célebres médicos de la Antigüedad como Hipócrates y Plinio el Viejo transmitieron una creencia popular que estimaba, por el aspecto serpentiforme de las raíces de la planta, que el estragón brindaba protección contra la mordedura de serpientes y otras bestias venenosas, entre las que también se incluía a los dragones.

La tintura de estragón «encantado» ayuda a resolver problemas, es decir, facilita la entente, suaviza las rupturas y llega a buenos acuerdos. Estimula la mente y potencia su positividad. Ayuda a recuperar el ánimo y el entusiasmo cuando se entra en un estado de angustia y desazón. Las ramas de estragón se empleaban como amuleto contra el mal de ojo y para ahuyentar otras energías negativas.

En las culturas árabes se utilizaba para ayudar a mejorar el sueño. Desde muy antiguo toman una infusión de estragón antes de dormir por sus efectos relajantes.

Sus deidades son Afrodita, Venus, Artemisa, Diana y Lilith, y sus chakras la raíz, el sacro y el corazón. Era muy utilizada en los hechizos medievales para atajar las ansiedades y los males del alma.

Se dice que el estragón es la planta de la elocuencia. Una infusión de estragón puede ayudarnos a incrementar nuestra capacidad de persuasión a la hora de convencer a alguien de algo en concreto. Los romanos tomaban infusiones de estragón antes de hacer un discurso.

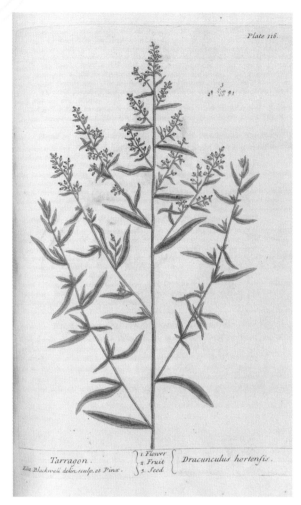

Antigua lámina botánica de *Artemisa dracunculus*.

EN PAZ INTERIOR

El estragón es el símbolo del maravilloso silencio que se instala en la plenitud del propio ser, en el que el mundo exterior pasa a un segundo plano durante el proceso de purificación y liberación que experimentamos al ingerirlo. Nos ayuda a vivir hacia dentro y compartir la calma y la armonía. Se trata de un estado interior que se alimenta de autorreflexión, quietud y paz.

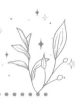

Chamaemelum nobile

MANZANILLA

Simbología: sueño, amor y limpieza • **Elemento:** Agua • **Cuerpo celeste:** Sol
• **Signo del zodíaco:** Aries • **Poderes:** purificación, elimina maldiciones y hechizos negativos

La manzanilla es una planta perenne de la familia de las asteráceas. Es originaria de Europa, norte de Asia y América. Su hábitat natural son los prados y los lugares herbosos, así como los suelos arenosos ricos en silicio y campos secos. Florece en verano y sus flores desprenden una agradable fragancia. Su nombre en griego, *chamaemelum*, significa «manzana de tierra». Debido a sus propiedades terapéuticas, los romanos le añadieron el epíteto *nobile* que significa «notable».

Poderes ancestrales

En 1911, el herbolario Frances A. Bradswell, la describió en su libro *The Herb Garden* (El jardín de hierbas) como «el médico de las plantas», por ejercer un efecto notable en las plantas que crecen a su alrededor. La manzanilla es conocida por sus poderes purificadores y protectores, y cuando se quema, como incienso, ayuda a la meditación y a conciliar el

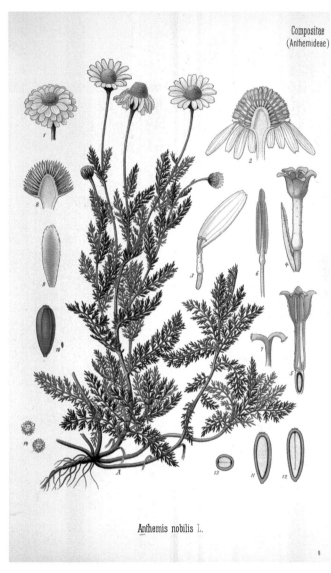

Lámina de la *Chamaemelum nobile* (manzanilla), del *Medizinal-Pflanzen* de Hermann Adolph Koehler (1897).

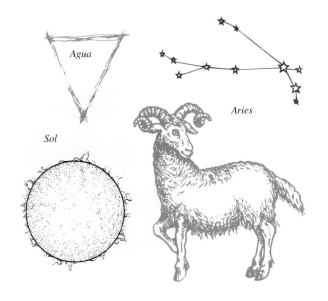

Agua

Sol

Aries

FLOR LEGENDARIA

Hace mucho tiempo, un puma acechaba el poblado de los mapuches. Un día, los niños enfermaron, pero nadie podía pedir ayuda por temor al puma. Una madre se vistió de blanco, se puso collares y una cinta de color amarillo en la cabeza, y corrió y corrió hasta conseguir alejar al puma del poblado, pero cuando ya estaba exhausta se arrodilló e invocó a los dioses, estos se compadecieron de ella y, en el momento en el que el puma estaba a punto de arrojarse sobre ella, la convirtieron en planta, una planta con propiedades medicinales, de pétalos blancos y un disco amarillo en el centro. Y así fue como surgió la manzanilla, con la que los mapuches consiguieron curar a sus hijos.

sueño. En el siglo X, la manzanilla se registró como una de las nueve hierbas sagradas de *Lacnunga* (Remedios), una colección de oraciones y textos médicos anglosajones. De las dos variedades de manzanilla más comunes que se conocen, la romana y la alemana, la primera fue descubierta por un botánico británico del siglo XVI e incluida por primera vez en la farmacopea de Württemberg como carminativo, analgésico, diurético y digestivo.

«Para los egipcios, la manzanilla era una planta sagrada».

La manzanilla está asociada a la energía masculina y al elemento agua. Su uso está documentado desde la época del antiguo Egipto. Se la asociaba al dios Ra, el dios del Sol, y se usaba en el tratamiento de enfermedades como la malaria, y también en el proceso de momificación, pero, a partir del siglo XVI se popularizó por cultivarse en los jardines ingleses. Tradicionalmente, se ha empleado para aclarar y cuidar el pelo o como cataplasma para la piel. También como infusión para paliar afecciones gástricas o problemas digestivos, aunque teniendo especial cuidado las mujeres embarazadas a las que se les contraindica por riesgo uterino.

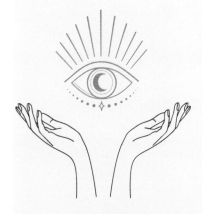

Crataegus monogyna

ESPINO BLANCO

Simbología: corona de espinas • **Elemento:** Aire • **Planeta:** Venus
• **Signo del zodíaco:** Libra • **Poderes:** atrae dulce esperanza a la vida

El espino blanco es una planta fanerógama, es decir, vascular, y que produce semillas. Pertenece a la familia de las rosáceas. Es originaria de Eurasia y África del Norte, pero se ha introducido en Madeira, América del Norte, Argentina, Chile y Nueva Zelanda. Sus ingredientes activos se encuentran en las flores y los frutos. Sus flores son moderadamente fragantes y sus frutos, redondos, contienen una sola semilla. Esta planta florece entre abril y mayo, y las frutas maduran en diciembre.

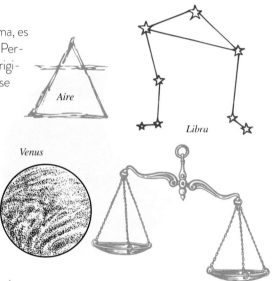

Poderes ancestrales

Los antiguos griegos utilizaban el espino blanco para adornar los templos, ya que consideraban que traía buenos augurios. Por sus poderes protectores esta planta también se colocaba junto a las cunas de los recién nacidos. Los romanos la llamaron «amanecer» y le atribuyeron poderes mágicos, ya que con sus afiladas espinas ahuyentaba a los malos espíritus. En la mitología romana, el espino es la planta dedicada a Flora, diosa de la primavera, y a Maia, diosa de la fertilidad. El nombre de Maia

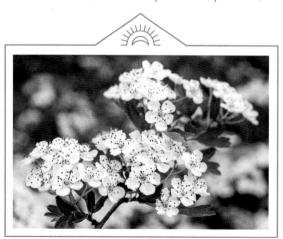

deriva de mayo. Cuenta la leyenda que la diosa Maia exigía a sus devotos castidad todo el año, menos en el mes de mayo. Si era necesario celebrar una boda en otro mes que no fuera mayo, debían quemarse unas ramas de espino blanco para calmar la ira de la diosa.

En el folclore gaélico este arbusto marcó la entrada al Otro Mundo y se asociaba a las hadas. Solían estar plantados en áreas de peregrinación mística céltica. Se les conocía como «árboles trapo», por

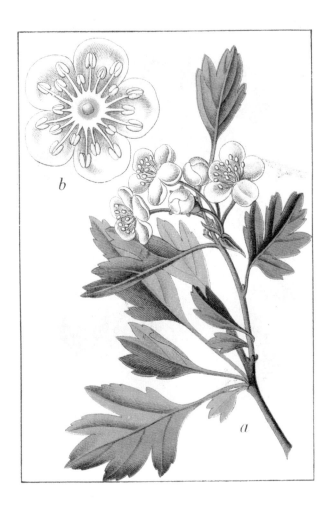

> «Para los celtas, el árbol del espino blanco simbolizaba la entrada al Otro Mundo».

las tiras de ropa tendida sobre ellos como parte de los rituales sagrados. Los gaélicos celebran el Beltane, que proviene del término *Bealtaine*, que significa «mayo». Era un ritual mágico de crecimiento, prosperidad y unión. Bailaban alrededor del árbol del espino blanco para entrelazar las energías invisibles entre el hombre y la mujer. Durante el Beltane, se limpiaban energías negativas y era un momento sagrado entre los dioses, ya que se instalaba la primavera en sus vidas. Los celtas utilizaban las flores de este árbol para elaborar tónico cardíaco y fortalecer el frágil organismo de los ancianos.

Lámina botánica de *Crataegus monogyna* (Espino blanco), cromolitografía de alrededor de 1796.

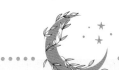

LA PUERTA AL MÁS ALLÁ

El espino blanco se consideraba un vínculo entre este y el Otro Mundo, una puerta entre la gente real y los espíritus que habitaban en el más allá, por ello a este árbol se le conocía como el «árbol mágico» o el «árbol de las hadas». Era tan reverenciado que dañarlo o cortarlo durante el año era una señal de muy mal augurio. Sin embargo, durante el Beltane, esta práctica se permitía, y las flores eran utilizadas para adornar viviendas y ahuyentar enfermedades.

Galphimia glauca

CALDERONA AMARILLA

Simbología: activador del espíritu y la mente • **Elemento:** Fuego • **Planeta:** Júpiter
• **Signo del zodíaco:** Sagitario • **Poderes:** combate los trastornos de ansiedad

La calderona amarilla pertenece a la familia de las malpigiáceas. También conocida como árnica de raíz o árnica roja, es originaria de Centroamérica. Se trata de un arbusto pequeño que suele medir entre 1 y 3 metros, con hojas ovaladas y racimos de flores amarillas. De floración abundante y crecimiento rápido, la calderona amarilla resulta una planta muy popular en la jardinería. Su capacidad de adaptación es extraordinaria, tanto en climas secos como en temperaturas frías.

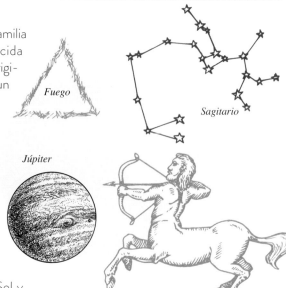

Fuego

Sagitario

Júpiter

Poderes ancestrales

La calderona amarilla se asemeja al Sol y tiene el poder de levantar el ánimo y activar la mente. En México se hacían rituales con esta planta para potenciar la concentración. Durante el solsticio de verano, este arbusto solía plantarse en las esquinas de los campos para protegerlos de los lobos y los espíritus malignos, ya que estaba considerada una planta con un gran poder de protección.

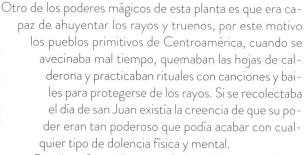

Otro de los poderes mágicos de esta planta es que era capaz de ahuyentar los rayos y truenos, por este motivo los pueblos primitivos de Centroamérica, cuando se avecinaba mal tiempo, quemaban las hojas de calderona y practicaban rituales con canciones y bailes para protegerse de los rayos. Si se recolectaba el día de san Juan existía la creencia de que su poder eran tan poderoso que podía acabar con cualquier tipo de dolencia física y mental.

Para los afroantillanos y afrobrasileños, esta planta se consideraba una hierba cálida y equilibradora. La utilizaban en baños de protección con el fin de ahuyentar la negatividad y restablecer la vitalidad después de experiencias dolorosas; según se decía, curaba el alma

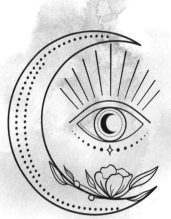

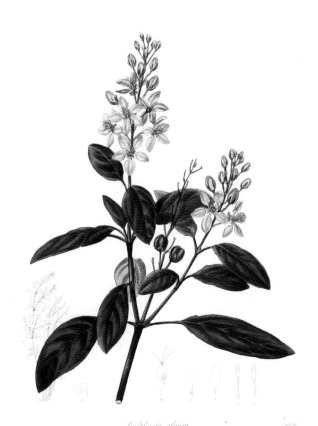

Galphimia glauca

«La calderona amarilla goza de gran popularidad en México, país donde esta planta cuenta con una larga tradición terapéutica».

y reconfortaba la mente proporcionando un estado de armonía, física y espiritual.

En la medicina popular mexicana, esta planta era conocida con el nombre de «buenas noches». Una infusión elaborada con las flores amarillas de calderona tranquilizaba a las personas nerviosas. Los curanderos de algunas tribus de la selva mexicana y brasileña utilizaban la planta para combatir las alergias.

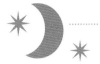

LA CALDERONA MAYA

Cuenta una leyenda maya que antes de la existencia del mundo, Hurakán, corazón del cielo, y Kukulkán, serpiente emplumada, decidieron crear el mundo. Dijeron la palabra tierra y esta se hizo, dijeron la palabra montaña y brotaron montes, y lo mismo sucedió con los árboles, las plantas y los ríos. Y Kukulkán creó a los animales. Para crear al hombre tomaron tierra y la moldearon, pero al entrar en contacto con el agua el hombre se deshizo. Hurakán y Kukulkán se enojaron tanto que enviaron fuertes vientos y tormentas para que arrasaran con todo.

Sin embargo, un tiempo después, llegaron un coyote y un zorro para mostrarles una planta amarilla que había surgido de la tierra. A partir de entonces creyeron en la fuerza de esta planta mágica que había sobrevivido a tormentas y vientos, y comprendieron que la nueva humanidad estaría bien protegida. La llamaron calderona amarilla.

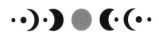

Humulus lupulus

LÚPULO

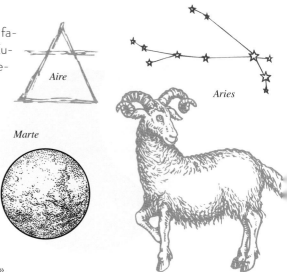

Simbología: lucha contra la injusticia • **Elemento:** Aire • **Planeta:** Marte
• **Signo del zodíaco:** Aries • **Poderes:** sedantes

El lúpulo es una planta que pertenece a la familia de las cannabáceas. Es originaria de Europa, Asia Occidental y Norteamérica. Puede alcanzar los 8 metros de altura, con hojas lobuladas y flores dioicas, es decir, masculinas y femeninas, las primeras amarillas y las segundas verde claro, que forman inflorescencia racimosa. Se trata de una planta trepadora, pero no posee zarcillos, sino que se sirve de sus robustos tallos provistos de rígidos tricomas para trepar.

Poderes ancestrales

La palabra lúpulo significa «lobo pequeño».
Cuenta la leyenda que el lobo pequeño se refugiaba debajo de esta planta, reptando humildemente para guarecerse. Por este motivo también la conocen como la planta de la humildad.
En la mitología celta, el lúpulo estaba asociado a los lobos, el invierno y el inframundo. Brighid, diosa céltica del fuego y de la inspiración, del arte de la sanación y de la adivinación, celebraba todos los años una fiesta para anunciar el inicio de la primavera. Esta fiesta se conoce hoy en día con el nombre de *imbolc* o fiesta de Brighid, en la que se tomaba y sigue tomándose lúpulo por sus propiedades mágicas.

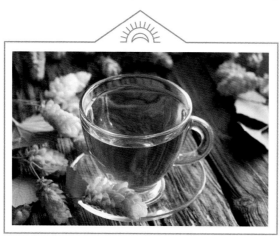

Plinio el Viejo menciona por primera vez el lúpulo en su *Historia Natural*, pero posteriormente, en un monasterio benedictino en Rupertsberg, Alemania, se registraron los primeros escritos sobre su uso. Uno de los poderes más destacados de esta planta se debe a una sustancia llamada lupulino. Debido a sus efectos sedantes, el lupulino es realmente efectivo para aliviar estados de estrés, ansiedad, insomnio y tensión nerviosa, especialmente cuando se combina con otras hierbas que producen efectos similares. La combinación de valeriana y flores de lúpulo actúa contra el estrés oxidativo, ya que los conos de esta planta contienen una gran cantidad de antioxidantes naturales, que están considerados los más eficaces del reino vegetal.

«En el siglo XII, la santa Hildegarda von Bingen atribuyó al lúpulo poderes especiales para disipar la melancolía y aliviar las dolencias del hígado».

El lúpulo está regido por el planeta Marte y su signo zodiacal es Aries, dios de la agricultura, que simboliza la fuerza y la lucha, así como la energía que rompe las limitaciones de la vida con el deseo de hacer, ser y conquistar. También simboliza equilibrio, autoconfianza y disciplina para alcanzar las metas de manera efectiva.

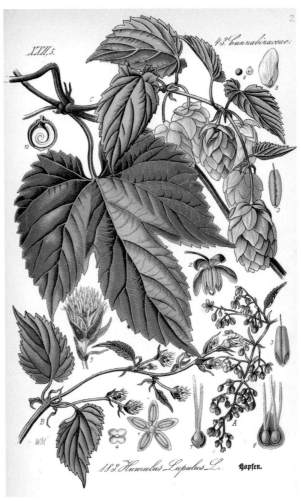

Antigua lámina botánica de *Humulus lupulus*, de *Flora von Deutschland, Österreich und der Schweiz*, del ilustrador y botánico alemán Otto Wilhelm Thomé (1885).

LA PLANTA CONTRA LA MELANCOLÍA

Se dice que el rey Jorge III de Inglaterra rellenaba su almohada con flores de lúpulo, porque decía que le ayudaba a conciliar el sueño, y ordenaba machacar las semillas de lúpulo y macerarlas en alcohol para rociar todos los rincones de palacio donde se hubiera instalado la tristeza.

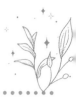

Melissa officinalis

MELISA

Simbología: limpieza del alma • **Elemento:** Agua • **Cuerpo celeste:** Luna
• **Signo del zodíaco:** Cáncer • **Poderes:** contra el agotamiento y la depresión

La melisa, también conocida como limoncillo, es una hierba perenne perteneciente a la familia de las lamiáceas. Es originaria de Europa y de toda la región mediterránea. Crece de forma silvestre en prados húmedos, claros de bosque, en los márgenes de los ríos y en suelos ricos en materia orgánica. Las raíces de esta planta suelen ir hacia abajo buscando aireación. Pierde el ramaje en invierno, volviendo a brotar a comienzos de primavera. Sus partes herbáceas poseen un intenso olor a limón, debido a su gran contenido en citronela. Se le atribuyen propiedades antisépticas y calmantes para los casos de ansiedad. Se dice que el nombre de esta planta, melisa, proviene de la palabra griega *melitta*, que significa «abeja», y que, a su vez, deriva de *meli*, que significa «miel».

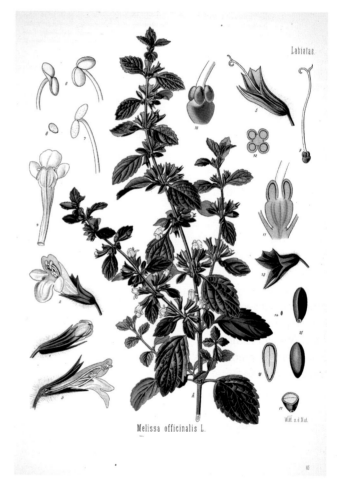

Lámina de *Melissa officinalis*, del libro *Plantas Medicinales de Köhler*. Alemania, 1863-1914.

Poderes ancestrales

En la Edad Media, los herbolarios la llamaron «el elixir de la vida». Carlomagno ordenó que se plantara en todos los jardines de los monasterios porque amaba sus efectos calmantes. En el siglo II, los médicos de Oriente Medio utilizaban bálsamo de melisa para fortalecer el corazón y remediar la melancolía. Sus propiedades mágicas incluían potenciar el amor, el éxito, la longevidad y la curación.

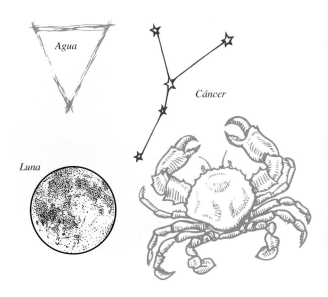

Agua

Cáncer

Luna

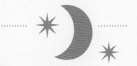

Cuenta la leyenda que hubo un príncipe galés, del que se desconoce su nombre, que vivió hasta los 108 años porque todos los días bebía un té de melisa. Y según otra leyenda popular, el rey Luis XIV revivió a sus gallinas, que ya no ponían huevos y hasta se les habían caído las plumas, a base de mezclarles en la comida hojas de melisa. Por lo visto era una receta de la duquesa de Borgoña.

Uno de los rituales más conocidos que se practicaba con esta planta era el de limpiar el alma. Los expertos aconsejaban bañarse en agua de melisa para desprenderse de los restos de energía negativa. Su magia ayudaba a recuperar el ánimo e incentivar las ganas de vivir. Las derrotas eran las mejores aliadas para fortalecer la mente.

Los monjes carmelitas del siglo XVII elaboraban una pócima a base de melisa, ralladura de limón, nuez moscada, raíz de angélica y cilantro para reducir los síntomas de angustia y proporcionar serenidad. Sus poderes narcotizantes se utilizaban para inducir el sueño.

Tanto Virgilio como Plinio el Viejo consideraban que esta planta era un gran alimento para las abejas. Ambos sostenían que, si se frotaba una colmena con hojas de melisa, acudían las abejas que, atraídas por su fuerte fragancia, volvían a colonizar aquel lugar. Y es que, como ya hemos dicho antes, melisa viene de *melitta*, que significa «abeja» y a su vez, de *meli*, que significa «miel».

En todo caso, los tallos y hojas de esta planta se han empleado tradicionalmente para mitigar trastornos de ánimo, insomnio, nerviosismo, migrañas, y sobre todo se han utilizado como remedio en casos de agotamiento y depresión.

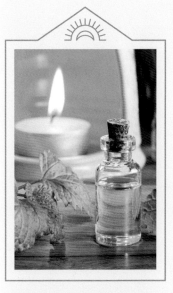

Carlomagno ordenó cultivar muchas plantas en sus jardines, una de ellas era la melisa, por sus potentes efectos calmantes.

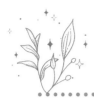

Papaver somniferum

ADORMIDERA

Simbología: el sueño eterno • **Elemento:** Agua • **Cuerpo celeste:** Luna
• **Signo del zodíaco:** Cáncer • **Poderes:** analgésicos, narcóticos y ansiolíticos

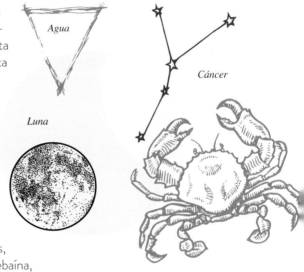

La adormidera, conocida también como amapola real, pertenece a la familia de las papaveráceas. Es una planta herbácea del género *Papaver* que cuenta con unas 80 especies. Es originaria del suroeste de Asia y se ha extendido a todas las zonas templadas y cálidas del mundo, desde Australia hasta Sudamérica, Norteamérica y al continente euroasiático. Se trata de una planta cuyas cápsulas exudan un látex que contiene numerosos alcaloides. Este látex de color lechoso es lo que llamamos opio. Dispone de numerosos principios activos, entre ellos la morfina, la codeína y la tebaína, analgésicos y narcóticos que actúan sobre el sistema nervioso central.

Poderes ancestrales

Tablas sumerias de hace 5 000 años ya muestran el uso de esta planta como calmante del dolor e inductor del sueño. De la fábula de Morfeo, el dios del sueño que sacudía todas las noches sus amapolas sobre los pobres mortales para espantar sus ansiedades y miserias, podía deducirse que sus efectos ahuyentaban cualquier preocupación material o física y daban rienda suelta a la plenitud del alma, ofreciendo al hombre nuevas sensaciones, un intenso bienestar.

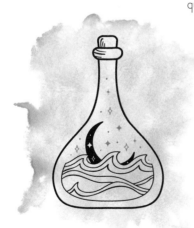

Los sumerios la llamaban «la planta de la alegría» y no tardaron en darla a conocer a los asirios. El arte de su recolección pronto pasó a los babilonios, quienes a su vez compartirían sus conocimientos con los egipcios, los cuales instauraron su cultivo en la ciudad de Tebas.

Los antiguos sacerdotes-médicos egipcios, sabían que la adormidera, era una planta que además de dar paz, procuraba al enfermo visiones reconfortantes. También la utilizaban cuando sabían que la muerte del paciente era irreversible, y que, si se excedían en la dosis, podían provocarla.

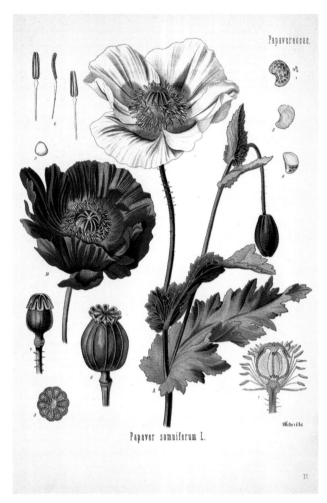

Como dijo el famoso historiador griego Heródoto de Halicarnaso, la adormidera «puede inducir al sueño, pero hacer también que nunca más se produzca el despertar».

Diodoro de Sicilia, antiguo historiador del siglo I a. C, sostenía que la adormidera proporcionaba el olvido de todos los males y que las mujeres de Tebas la empleaban con frecuencia para curar el miedo y la tristeza.

En el siglo XVI, durante el apogeo de la Reforma, Paracelso reintrodujo la adormidera en la literatura médica europea como láudano. A las pastillas negras de láudano les llamaron «las piedras de la inmortalidad» y se recetaban como analgésicos.

En Japón, las amapolas se han asociado con la muerte y la vida. Se dice que estas flores tienen una vida muy corta, pero que durante ese tiempo son extremadamente hermosas, por lo que se consideran un símbolo de la belleza efímera y de la transitoriedad de la vida.

Lámina de *Papaver somniferum,* del libro *Plantas Medicinales de Köhler.* Alemania, 1863-1914.

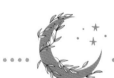

PÉTALOS COMO LÁGRIMAS

Cuenta la leyenda que, en la antigua Roma, Venus, la diosa del amor, al descubrir que su amado Adonis había muerto, lloró durante siete días consecutivos. Cada lágrima que caía al suelo se convertía en adormidera. Por eso la fragilidad de los pétalos de esta flor caen igual que las lágrimas de la diosa.

Passiflora caerulea

FLOR DE LA PASIÓN

Simbología: asociación • **Elemento:** Fuego • **Cuerpo celeste:** Sol
• **Signo del zodíaco:** Leo • **Poderes:** relajantes y calmantes

La flor de la pasión pertenece a la familia de las pasifloráceas y es originaria de América tropical y subtropical, aunque algunas especies se encuentran en Asia y Oceanía. A esta planta se la conoce también por el nombre de pasionaria o *passiflora*. Como buena trepadora, tiene un crecimiento rápido, y en verano se llena de flores vistosas y aromáticas. Algunas producen un fruto llamado maracuyá, de color amarillo y púrpura. Tiene una estructura floral única, lo que requiere de una abeja de gran tamaño para polinizarla con eficacia. En los trópicos americanos, se montan vigas de madera muy cerca de las plantaciones de maracuyá para alentar a las abejas carpinteras a instalar sus nidos.

Fuego

Leo

Sol

Poderes ancestrales

Es sabido que la flor de la pasión se cultivó en los jardines de los sacerdotes y los reyes aztecas. Sus propiedades como sedante, según las leyendas mágicas aztecas, se hicieron conocidas en Occidente a partir del siglo XVI. El aceite esencial de esta planta se utilizaba para preparar los óleos sagrados y crismales que los sacerdotes empleaban durante el año para celebrar los sacramentos y la unción de los enfermos. Uno de los beneficios terapéuticos que se obtiene de esta flor es el efecto calmante que proporcionan los flavonoides y alcaloides que contiene.

El nombre «flor de la pasión» tiene un origen netamente religioso.

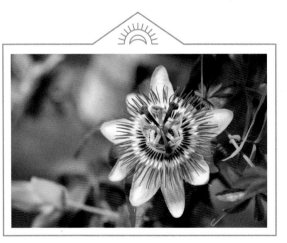

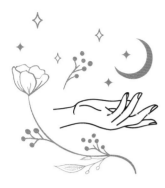

Fue otorgado por los misioneros jesuitas en el siglo XVI. Los cinco pétalos y cinco sépalos, diez en total, se correlacionaban con los diez apóstoles que se mantuvieron leales a Jesús durante la Pasión. Cuando los misioneros jesuitas llegaron a Sudamérica hallaron en esta planta cierta representación de sus creencias cristianas que vamos a ver parte a parte: para ellos simbolizaba la muerte de Cristo, es decir, la Pasión, porque su forma era similar a la corona de espinas. Además, sus cinco estambres y tres pistilos extendidos con sus cabezas planas simbolizaban las heridas de Cristo, y por otra parte, los zarcillos de las vides eran similares a los látigos que se utilizaron para azotarle en la cruz.

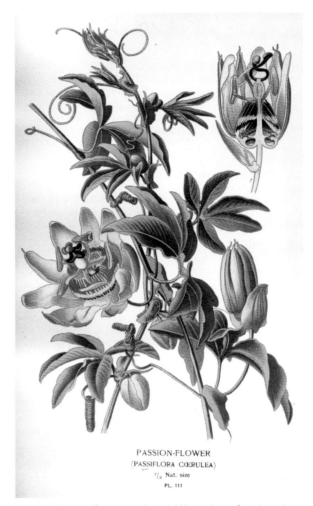

PASSION-FLOWER
(PASSIFLORA CŒRULEA)
$^{7}/_{8}$ Nat. size
PL. 111

Lámina de *Passiflora caerulea*, del libro *Flores favoritas de jardín e invernadero* de Edward Step, 1897.

TAMBIÉN EN LA RELIGIÓN HINDÚ

El simbolismo cristiano y chamánico de la flor de la pasión se deriva tanto de su morfología floral como de sus virtudes calmantes. Cada órgano de la flor se convierte en una representación religiosa. En India, la flor no evoca a Jesucristo sino a «Krishna» y la llaman «*Krishna Kamal*». Según la cultura hindú, esta flor se asemeja a un «*rakhi*», amuleto que se lleva en la muñeca durante el festival Raksha Bandhan en toda la India como símbolo de protección y amor fraternal.

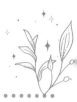

Piper methysticum

KAVA KAVA

Simbología: estado de trance y protección • **Elemento:** Agua • **Planeta:** Saturno • **Signo del zodíaco:** Piscis • **Poderes:** desencadena y provoca visiones

Planta originaria de la Polinesia que pertenece a la familia de las piperáceas. Se trata de un arbusto perenne de sotobosque que puede alcanzar los 3 metros de altura con tallos gruesos y llamativos. Las inflorescencias son pequeñas espigas axilares, con flores estériles, por lo que se propaga por reproducción asexual de las plantas. Tarda varios años en alcanzar la madurez. El kava es la bebida que se elabora con las raíces de esta planta, que se consume en todas las culturas del océano Pacífico de la Polinesia, incluyendo Hawái, Vanuatu, Melanesia y algunas partes de Micronesia por sus efectos sedantes.

Poderes ancestrales

Durante siglos, los nativos de las islas del Pacífico Sur, han utilizado el kava kava en rituales y ceremonias religiosas para alterar el estado de conciencia. Está considerada una planta sagrada y unificadora, un hilo conductor por excelencia de la vida y la cultura cotidianas, especialmente de las islas Fiyi. El polvo de la raíz se cuela con agua en un recipiente común que sirve de pieza central en los rituales. Esta bebida ofrece protección contra el mal, mejora los poderes psíquicos e induce a visiones. Está asociada a las deidades Lono, Kane y Kanaloa. Se

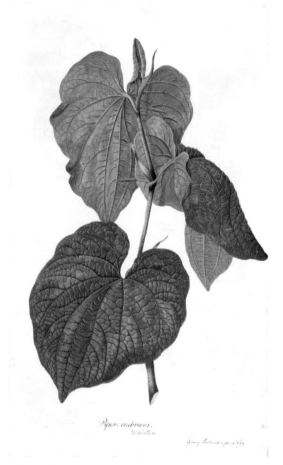

Lámina de *Piper methystium*, acuarela terminada por Sydney Parkinson realizada durante el primer viaje del Capitán James Cook a través del Pacífico, 1768-1771. Museo de historia natural, Londres.

usa en rituales religiosos para alcanzar la iluminación, la relajación física y la actividad mental. En la cultura vanuatu, los jefes tribales, por su estatus, son los que ingieren primero esta bebida. Dichos rituales se celebraban para ganarse el favor de los dioses y los llevaban a cabo los curanderos lla-

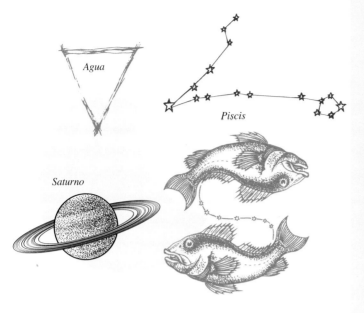

Agua

Piscis

Saturno

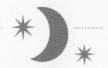

BEBIDA AMISTOSA

James Cook, en los relatos de sus viajes por las islas del Pacífico Sur, explicaba que los nativos utilizaban kava kava para ahuyentar las tensiones, favorecer la socialización y potenciar el buen estado de ánimo. Los dignatarios extranjeros, al llegar a las islas, eran recibidos con una ceremonia durante la cual se llevaba a cabo el ritual de beber kava kava, ya que creían que promovía las relaciones armoniosas entre las personas. El nombre «kava» proviene del término *Tonga*, que significa «amargo». De hecho, algunos de los primeros mitos sobre la kava proceden de las islas de Tonga.

mados kahunas. En las islas Hawái, los sacerdotes locales, cuando mezclaban kava kava con agua y lo llevaban a ebullición, interpretaban las burbujas que subían a la superficie para predecir y determinar la causa de cualquier enfermedad.

«La raíz de kava se ha utilizado durante cientos de años para preparar bebidas ceremoniales».

Una leyenda samoana personifica la relación del hombre con el sol, el cielo, el agua y la tierra. Una joven de gran belleza, de nombre Ui, fue ofrecida al astro durante una ceremonia. Este estaba tan complacido que la tomó por esposa. Más tarde, la joven volvió a su pueblo para dar a luz al hijo que esperaba. Ui salió volando por el cielo y abortó, pero el feto flotó en el agua y fue cuidado por un cangrejo. El niño, llamado Tagaloa, creció y enseñó a los mortales cómo hacer kava kava. El hijo de Pava, un mortal, se reía de su padre cuando masticaba kava kava. Tagaloa, enojado, partió en dos partes al niño y esparció la mitad del brebaje sobre su cabeza para que recuperara su forma y volviera a estar completo, demostrando con ello los poderes mágicos de la planta.

Hoy el té kava es una parte integral de las prácticas ancestrales en todas las islas del Pacífico Sur: es preciso aplaudir una vez al recibir la bebida y tres veces al devolverlo, como agradecimiento.

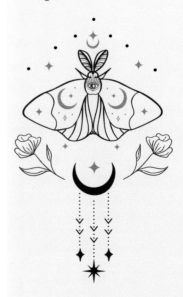

Ruta graveolens

RUDA

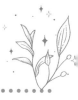

Simbología: creatividad y exorcismo • **Elemento:** Fuego • **Cuerpo celeste:** Sol • **Signo del zodíaco:** Aries • **Poderes:** elimina la energía negativa y potencia las habilidades mentales

La ruda es un subarbusto muy aromatizado perteneciente a la familia de las rutáceas. Es originario de Macaronesia, nombre colectivo de cinco archipiélagos del Atlántico norte y del suroeste de Asia. Los principios activos o aceites esenciales de esta planta se encuentran principalmente en sus hojas. Las propiedades de la ruda son infinitas, pero destacan principalmente las relacionadas con trastornos digestivos y de ansiedad. En la antigua Roma, se utilizó como hierba aromática, pero en el norte de África se utilizó y sigue utilizándose con fines terapéuticos.

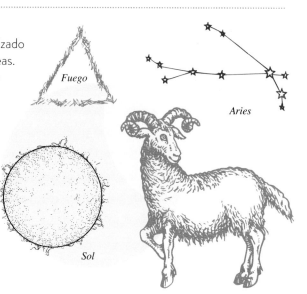

Fuego

Aries

Sol

Poderes ancestrales

A la ruda se la conoce como «la planta de las brujas», ya que es una de las más poderosas que existen en el mundo mágico. Tiene fuertes poderes para protegernos de las presencias negativas y visitas indeseadas, por lo que las brujas quemaban hojas de esta planta para protegerse de posibles enemigos. Si sus hojas se quedan mustias o la planta empieza a perder fuerza es un aviso de que hay alguien próximo que nos desea el mal.

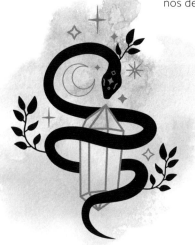

Esta planta simboliza la creatividad y el exorcismo. Brujas y hechiceros esparcían flores secas de ruda por todas las habitaciones de la casa para eliminar cualquier hechizo de maldición.

Cuenta la leyenda que una noche de verano todos los hombres de la isla de Lemnos fueron brutalmente asesinados por sus mujeres. Según el mito, Afrodita maldijo a las mujeres de Lemnos porque habían dejado de adorarla y descuidado sus santuarios. Las sentenció a oler terriblemente mal. Olían tan mal como la

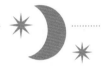

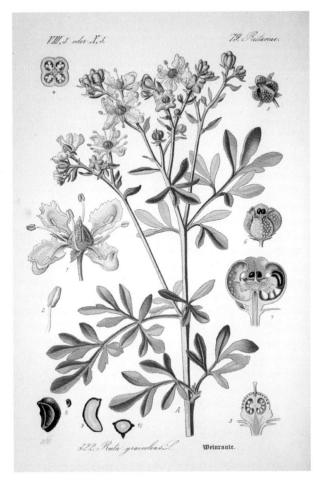

Antigua lámina botánica de *Ruta graveolens,* de *Flora von Deutschland, Österreich und der Schweiz,* del ilustrador y botánico alemán Otto Wilhelm Thomé (1885).

HIERBA FATAL DE MEDEA

La hechicera Medea había aprendido los principios de magia y brujería de la diosa Circe, y presa de los celos hacia su amante por haberse acostado con una de las princesas de la isla, Medea contaminó el mar con una pócima maloliente elaborada a base de ruda. Cuando el hedor llegó a la costa abrumó a las mujeres que nadaban en la playa y las impregnó de su olor. Con el mito de Medea se constató que la ruda también podía ser una hierba oscura y fatal.

Se recomienda llevar en el bolsillo unas cuantas hojas de ruda para contrarrestar las energías negativas y protegerse del mal de ojo.

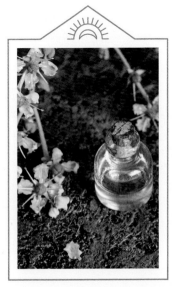

ruda, lo que provocó que los hombres no se acercaran a ellas y se fueran con concubinas tracias que habían sido capturadas como esclavas durante las expediciones de guerra. Las lemniades tomaron represalias y provocaron una masacre.

Esta planta masculina está regida por el Sol y su correspondencia elemental es el fuego. Es una de las plantas más populares en los rituales de purificación. En las ceremonias de limpieza llamadas «despojos», las plantas se atan en manojos y la persona se frota con ellos. El aceite de ruda es especialmente indicado para relajar el cuerpo en tensión.

Tilia cordata

TILO

Simbología: fertilidad, amor y verdad • **Elemento:** Aire • **Planeta:** Júpiter
• **Signo del zodíaco:** Géminis • **Poderes:** adivinación, justicia, amor, protección y sabiduría

El tilo es un árbol caducifolio de tronco grueso perteneciente al género de las tilias. Es nativo de Europa y se extiende desde los Pirineos, el Sistema Ibérico y la Cordillera Cantábrica, llegando hasta Grecia y los Cárpatos. El tilo de hoja pequeña, conocido como *tilo cordato*, es originario de las Islas Británicas, Escandinavia y Rusia. Acostumbra a crecer en laderas umbrías de bosques de hayas o robles. Sus flores aromáticas, la parte medicinal del árbol, son de color blanco o amarillo pálido. El fruto es una cápsula dura cubierta de una fina vellosidad. Las hojas se caracterizan por su forma de corazón, asimétricas y acabadas en punta.

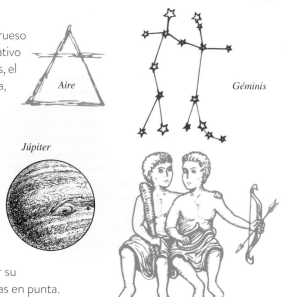

Aire

Géminis

Júpiter

Poderes ancestrales

Para entender la historia del tilo debemos remontarnos a la antigua Grecia. Uno de los mitos se refiere a la ninfa Filira que, seducida por Cronos mientras se transformaba en un caballo, dio a luz al centauro Quirón. Filira, molesta porque había dado a luz a un monstruo, pidió a los dioses que la

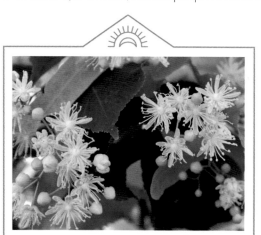

transformaran en tilo. Quirón creció a la sombra del tilo en que se había convertido su madre, que le enseñó sabiduría y compasión. Este joven se convirtió en un ser tan sabio que los nobles le enviaban a sus hijos para que los educara.

El historiador griego Heródoto menciona en sus escritos que los adivinos escitas usaban hojas de tilo para obtener inspiración y predecir el futuro. Los enarei, una casta de chamanes andróginos griegos, usaban corteza de tilo para la adivinación. En la mitología germánica precristiana, el tilo se asociaba con Freya, diosa de la vida,

«Los escitas empleaban hojas de tilo para predecir el futuro».

la tortura, la fertilidad, el amor y la verdad. Se decía que un rayo no caería nunca sobre un tilo debido a la protección que ejercía el matrimonio entre Freya y Odín. Fue bajo un tilo donde se estableció el llamado «juicio por combate», un sistema de derecho germánico para resolver acusaciones en ausencia de testigos o de una confesión. Por lo tanto, el tilo está relacionado con la justicia y la paz. Esta práctica de dictar sentencia duró hasta bien entrado el periodo de la Ilustración.

En la mitología romana, el tilo estaba considerado el árbol sagrado de los amantes, y bajo sus ramas y su protección se celebraban todos los matrimonios.

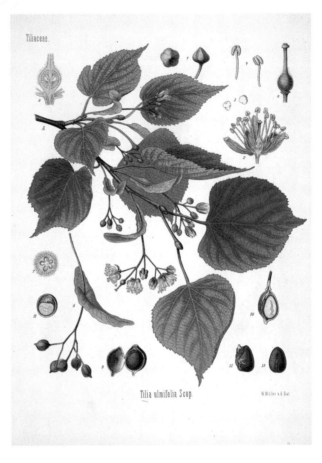

Lámina de *Tilia cordata*, del libro *Plantas Medicinales de Köhler*. Alemania, 1863-1914.

RECONOCIDAS PROPIEDADES MÁGICAS Y MEDICINALES

El tilo se consideraba un árbol benéfico y protector, por esto, antiguamente los tejados de las cabañas inglesas estaban hechos con ramas de tilo entrelazadas y en los establos se colgaban ramas con flores para progegerlos.

Su corteza triturada, y guardada en bolsitas, era una defensa contra los peligros corporales (caídas, heridas, insolaciones e intoxicaciones). En la magia blanca, simbolizaba la inmortalidad obtenida a través de la acción.

Los beneficios del tilo son ampliamente aceptados por la medicina natural. Desde siempre, las infusiones de tilo se han utilizado para aliviar la ansiedad y el insomnio.

Valeriana officinalis

VALERIANA

Simbología: fuerza y superación ante adversidades • **Elemento:** Agua • **Planeta:** Venus • **Signo del zodíaco:** Libra • **Poderes:** adivinación y protección

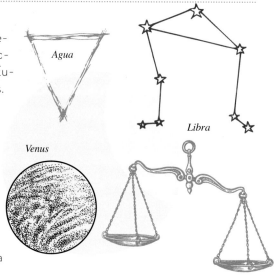

Agua

Venus

Libra

La valeriana es una herbácea perenne perteneciente a la familia de las valerianáceas, actualmente caprifoliáceas. Es originaria de Europa y Asia, sobre todo en climas templados. Puede crecer hasta 2 metros de altura con un tallo erecto y hueco. Las hojas son opuestas y pinadas, y sus flores son de color blanco o rosado. El cáliz de la flor es tubular y la floración se produce en primavera y verano. En farmacología y fitoterapia se utilizan los órganos subterráneos (rizomas, raíces y estolones). Sus principios activos actúan como refuerzo para el cerebro y como relajante del sistema nervioso central.

Su uso medicinal se remonta a la antigua Grecia y al Imperio romano. De hecho, el médico griego Hipócrates ya describió sus propiedades y el romano Galeno, posteriormente, prescribió la valeriana como remedio para el insomnio.

Poderes ancestrales

En el norte de Europa se creía que la valeriana tenía el poder de ahuyentar a los elfos. En Renania, las mujeres que llevaran valeriana dentro de las medias no dejarían de encontrarse con el hada de los bosques.

Los griegos usaban la valeriana para protegerse del mal y los celtas colgaban ramos en sus ventanas para protegerse de las tormentas. Otros usos mágicos incluyen la purificación, romper maleficios y proporcionar estabilidad y felicidad. También se utilizó para conectar a los humanos con seres de otro reino.

Cuenta la leyenda que Hertha, la diosa nórdica de la madre tierra, ponía valeriana en su fusta para que el ciervo que montaba incrementase su velocidad. Como la brida que llevaba el ciervo estaba hecha de lúpulo, la combinación ayudaba a facilitar el viaje entre reinos, el espacio

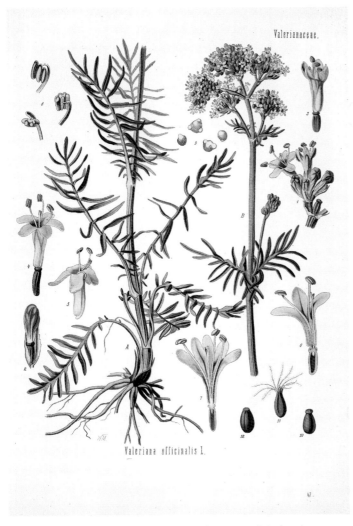

Valerianaceae.

Valeriana officinalis L.

Lámina de *Valeriana officinalis*, del libro *Plantas Medicinales de Köhler*. Alemania, 1863-1914.

liminal del chamán y la bruja, o entre la vigilia y el sueño.

El uso medicinal histórico de la valeriana por parte de los herbolarios se remonta a Plinio, quien recomendó la hierba para aliviar el dolor; Dioscórides la usó como diurético; Galeno, la recetaba como descongestionante; Hildegarda de Bingen (1098-1179) la recomendó por sus efectos tranquilizantes y como somnífero; John Gerard (1545-1611) la promocionó como tratamiento para la congestión de pecho, convulsiones y hematomas. Por su parte, el botánico y médico Nicholas Culpeper la consideró útil contra la peste, y los eclesiásticos del siglo XIX la recomendaron como calmante y tratamiento para la epilepsia. La valeriana es una hierba muy poderosa para ahuyentar las malas energías.

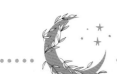

ORIGEN ETIMOLÓGICO

El nombre genérico de la valeriana deriva del latín medieval, ya sea en referencia al nombre Valerio, bastante común en Roma, o a la provincia del Imperio romano de Valeria. También se ha dicho que puede provenir de la palabra *valere*, que significa «estar sano y fuerte».

NOMBRE CIENTÍFICO

NOMBRE COMÚN

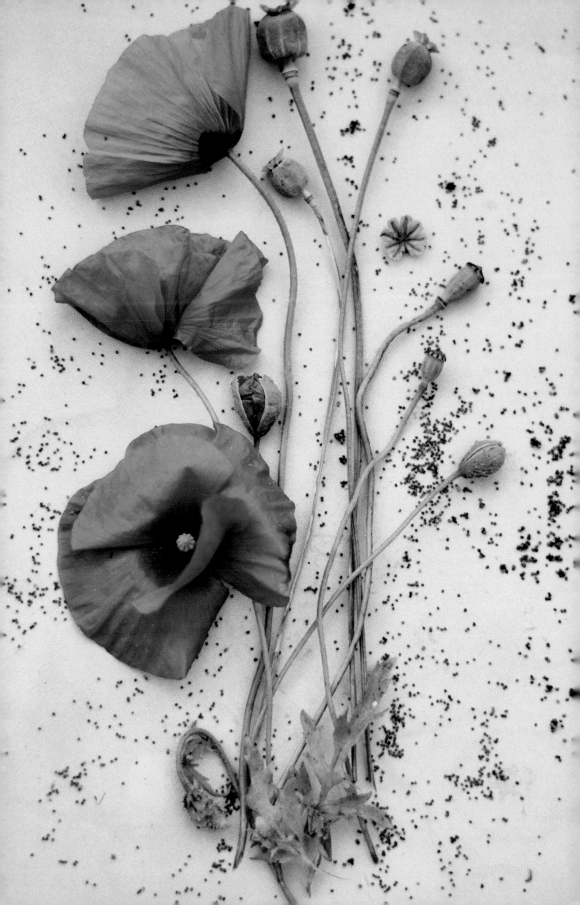